● 2020年四川省卫生健康委员会科研课题普及应用项目"基于社会生态学理论的儿童青少年龋齿患病风险影响因素及机制研究"（立项编号20PJ122）

● 2018年第一批天府万人计划基金

● 2018年科技部国家重点研发计划"重大慢性非传染性疾病防控研究"重点专项西南地区慢病防控科技综合示范研究项目之课题一"项目信息平台构建及川藏慢性病防控科技综合示范研究课题"（项目编号：2018YFC1311400，2018YFC1311401）

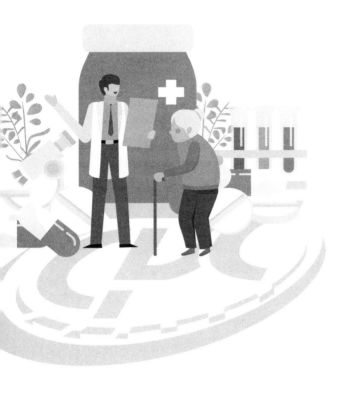

四川省 慢性病

综合防控示范案例精选

王卓 邓颖 吴先萍 主编

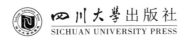

U0384413

【 第二辑 】

四川大学出版社
SICHUAN UNIVERSITY PRESS

项目策划：许　奕
责任编辑：许　奕
责任校对：余　芳
封面设计：璞信文化
责任印制：王　炜

图书在版编目（CIP）数据

四川省慢性病综合防控示范案例精选．第二辑 ／ 王
卓，邓颖，吴先萍主编．— 成都：四川大学出版社，
2022.3
　　ISBN 978-7-5690-5382-1

　　Ⅰ．①四… Ⅱ．①王… ②邓… ③吴… Ⅲ．①慢性病
－防治－示范区－案例－四川 Ⅳ．① R442.9② R197.65

中国版本图书馆 CIP 数据核字（2022）第 035285 号

书名　　四川省慢性病综合防控示范案例精选　第二辑

主　　编	王　卓 邓　颖 吴先萍
出　　版	四川大学出版社
地　　址	成都市一环路南一段 24 号（610065）
发　　行	四川大学出版社
书　　号	ISBN 978-7-5690-5382-1
印前制作	四川胜翔数码印务设计有限公司
印　　刷	四川盛图彩色印刷有限公司
成品尺寸	170mm×240mm
插　　页	12
印　　张	8.125
字　　数	181 千字
版　　次	2022 年 3 月第 1 版
印　　次	2022 年 3 月第 1 次印刷
定　　价	48.00 元

◆ 读者邮购本书，请与本社发行科联系。
　电话：(028)85408408/(028)85401670/
　(028)86408023　邮政编码：610065
◆ 本社图书如有印装质量问题，请寄回出版社调换。
◆ 网址：http://press.scu.edu.cn

四川大学出版社
微信公众号

四川省慢性病综合防控示范案例精选 第二辑

编委会

李艳梅	绵阳市安州区疾病预防控制中心	吴先萍	四川省疾病预防控制中心
李 尤	四川省疾病预防控制中心	谢 倩	成都市锦江区疾病预防控制中心
廖 睿	成都市郫都区疾病预防控制中心	谢 天	成都市郫都区疾病预防控制中心
刘 嘉	成都市青羊区疾病预防控制中心	熊 君	泸州市泸县疾病预防控制中心
刘雅琪	西南医科大学	胥 江	成都市青羊区疾病预防控制中心
罗熙平	巴中市疾病预防控制中心	胥馨尹	四川省疾病预防控制中心
毛丹梅	成都市金牛区疾病预防控制中心	薛 蔺	成都市锦江区疾病预防控制中心
彭 莉	成都市新津区疾病预防控制中心	杨浩菁	巴中市南江县疾病预防控制中心
祁冰洁	四川省疾病预防控制中心	杨颖馨	成都市锦江区疾病预防控制中心
钱 雯	成都市疾病预防控制中心	易光辉	四川省疾病预防控制中心
乔 彬	成都市金牛区疾病预防控制中心	余 林	成都市金牛区疾病预防控制中心
孙 唯	四川省疾病预防控制中心	余 林	成都市郫都区疾病预防控制中心
唐雪峰	四川省疾病预防控制中心	袁建国	四川省疾病预防控制中心
王 超	成都市成华区疾病预防控制中心	曾 晶	四川省疾病预防控制中心
王光秀	巴中市南江县疾病预防控制中心	曾 勤	成都市新津区安西镇政府
王继明	巴中市疾病预防控制中心	曾 智	成都市蒲江县疾病预防控制中心
王 晶	成都市新津区疾病预防控制中心	张 辉	成都市新津区中医医院
王 莉	成都市锦江区疾病预防控制中心	张沁涵	成都医学院
王 木	电子科技大学医学院附属绵阳医院·绵阳市中心医院	张 新	四川省疾病预防控制中心
王 雪	成都市成华区疾病预防控制中心	赵 仪	四川省疾病预防控制中心
王 卓	四川省疾病预防控制中心	钟 波	四川省疾病预防控制中心
魏咏兰	成都市疾病预防控制中心	周 博	成都市新津区中医医院
文艳群	成都市成华区疾病预防控制中心	周 静	成都市成华区疾病预防控制中心
巫宏韬	宜宾市长宁县长宁社区医院	周 林	成都市锦江区疾病预防控制中心
吴 伟	达州市疾病预防控制中心	周 玲	达州市宣汉县疾病预防控制中心
		周 轶	成都市新津区卫生健康局

随着人口老龄化、工业化、城镇化进程的不断加快，以及吸烟、缺乏身体锻炼、不合理膳食、过量饮酒等不健康生活方式的广泛流行，心脑血管疾病、癌症、慢性呼吸系统疾病、糖尿病等慢性病已成为我国居民的主要死因。每年因慢性病死亡的人数占总死亡人数百分比已接近90%，慢性病导致的疾病负担已经超过了总负担的80%。由于影响慢性病的因素广泛存在，所以针对慢性病的防控措施也是多元的，包括政策的出台、部门间的协作、支持性环境的建设和提高个人的责任意识等方方面面。

"四川省慢性病综合防控示范案例精选"丛书展示了四川省各个地区在慢性病防控政策开发、慢性病相关危险因素控制、健康支持性环境建设、健康教育及健康促进、慢性病管理与自我管理、高风险人群健康管理、创新思维等方面所做的积极探索。该丛书内容丰富，视角多元，有很多将具体实践与理论研究结合得较好的案例。通过该丛书，我们可以看出：四川省各地积极推动健康促进政策的制定，促进危险因素控制"关口前移"；建设改变人群不良生活方式的健康支持性环境，创新健康支持性工具和技术；以信息化平台为支撑，开展慢性病高危人群筛查以及患者规范化管理和评价等。

　　该丛书也体现了四川省疾病预防控制中心为推动全省慢性病综合防控所做的不断努力。"纸上得来终觉浅，绝知此事要躬行。"希望该丛书的出版能够推动慢性病防控工作者相互学习和共同提高，并进一步促进四川省慢性病防控工作顺利开展，保障人民健康。

周脉耕

中国疾病预防控制中心

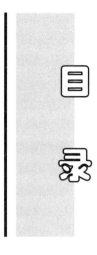

目录

政策开发与工作机制

　　以基层为重点，以改革创新为动力，预防为主，中西医并重，把健康融入所有政策，人民共建共享。

　　——2016年8月，习近平总书记出席全国卫生与健康大会并发表重要讲话

　　慢性非传染性疾病（简称慢性病）因为其多因多果、因果链复杂的特点，需要通过综合的防控策略进行控制，而政策开发一直都是慢性病综合防控的重点内容。最终要形成"政府主导、部门协作、专业支撑、全民参与"的慢性病综合防控工作机制，着力构建防治结合、分工协作、优势互补、上下联动的慢性病综合防治体系。

合江县"三破三立" 构建主动健康服务新模式

2018年6月，主动健康工程在泸州市合江县符阳街道试点。2020年全县各镇（街）启动主动健康服务新模式。

一、实施背景

合江县地处四川盆地南部、川渝黔接合部，因长江、赤水河交汇而得名，地形南高北低，形如蝴蝶，深丘、浅丘、低山地带各占三分之一，面积2414平方公里，辖19个镇、2个街道，总人口约90万。合江县是国家卫生县城、国家慢性病综合防控示范县、省级文明城市、省级园林城市、省级双拥模范县。

全县共有各级各类医疗卫生机构818个，每千人口有执业（助理）医师1.89人，每千人口有注册护士2.51人。全县医疗卫生机构床位数0.518万张，总诊疗351.11万人次。

自2016年泸州市实施全民预防保健工作以来，各镇（街）公共卫生人员不足，村医严重老化，一些部门注重体检指标的完成而忽视居民健康教育以及体检发现的重点人群的健康管理工作。

为巩固和深化全民预防保健成果，在合江县探索出城乡居民健康教育和健康管理有效模式，合江县围绕"健康中国"战略，贯彻落实习近平总书记"树立大卫生、大健康观念，把以治病为中心转变为以人民健康为中心"的重要指示。以全国紧密型县域医共体建设试点为契机，深化医药卫生体制改革，积极推动医护人员职能、健康服务方式、群众健康理念的转变，着力破解传统家庭医生服务"上下分离""医防割裂""签而不约"三大难题，构建主动健康服务新模式，打通健康服务"最后一公里"。

二、主要做法

（一）"就地整编"，推动医护人员职能转变，破解"上下分离"难题

针对县、乡（镇）、村三级医疗卫生机构相互独立、各自为政，医疗服务能力弱化等问题，整合现有医疗资源，重塑团队、转变角色，实现基本医疗和基本公共卫生服务的有效融合。

一是建好"大中心"。县疾病预防控制中心设立健康管理服务指导中心，统筹辖区内主动健康服务管理。借助县人民医院的资源优势，成立家庭医生签约后援中心，建立多学科团队，对家庭医生提供全方位的技术支持和协同服务。建立信息服务中心，负责辖区内居民健康管理诊疗服务信息化的支撑、运行和维护。二是抓好"小团队"。组建由县级指导医生、1名家庭医生、1名医生助理、若干健康管理员组成的家庭医生服务团队193个，整体负责基本医疗工作、基本公共卫生服务以及全民预防保健工作。将原门诊医生转变为家庭医生，重点负责慢性病患者的临床治疗和干预；将原公共卫生机构的慢性病管理人员转变为医生助理，协助家庭医生接诊；将原门诊护士转变为健康管理员，承担健康指导等职责。三是练好"基本功"。建立家庭医生上挂轮训制度，每年至少选派145名镇（街）家庭医生到县级医院进修学习、轮训提能，计划到2022年实现乡镇医生培训全覆盖。实施家庭医生"师带徒"工程，遴选89名中高级职称骨干人员担任带教老师，采取"理论教学＋实践实训"方式，提升基层家庭医生团队的医疗技术水平和临床经验。

（二）"主动出击"，推动健康服务方式转变，破解"医防割裂"难题

针对医疗机构重医轻防、医防分割问题，整合临床和公共卫生资源，进一步明确家庭医生的职能职责，改变过去治疗和预防分离的状况，将原门诊医生承担的基本医疗工作、公共卫生人员承担的基本公共卫生服务以及全民预防保健工作、门诊护理人员和乡村医生承担的健康服务，全部交由家庭医生团队负责，实现治疗和预防紧密结合、一体推动。改变过去坐等群众就诊问医的服务模式，团队作战、上门服务，做实全民健康体检、建立健康档案、实施健康管理三个环节，努力提高主动健康服务质量。推进全覆盖签约，根据人群健康问题和健康需求大数据分析，整合基本公共卫生项目、全民预防保健、医疗保险、居家养老的相关政策，向居民提供免费家庭医生签约服务（自愿签订协议）。结合签约对象个性化需求，设计不同内容的个性化签约服务包。个性化有偿服务实行县级备案，防止无序扩张。实施分类管理，对所有对象实施免费健康体检，根据体检结果，将签约家庭按一般、高危、疾病和慢性病高风险四类进行分类管理。对一般人群，加强健康指导和生活干预，预防和减少疾病发生；对高危人群，引导自我识别及正确就医行为，引导接受家庭医生随访服务，预防和减少疾病发生；对疾病人群，引导就诊、转诊，提升疾病治疗效果；对慢性病高风险人群，引导其主动签约家庭医生，接受随访管理，不断提高管理效率。通过分类管理，进一步优化人群分级分类健康管理措施，促进精准筛查、精准预防、精准治疗。建立质量控制体系，运用信息化手段对家庭医生团队的基本公共卫生服务、全民预防保健服务等工作实施全程动态监管。积极探索建立家庭医生收入自主分配制度，打破传统的"大锅饭"机制，创新保底工资加绩效考核模式，实行家庭医生团队内部自主分配，极大地提高家庭医生的收入，激发团队服务积极性和主动性。建立家庭医生团队考核指标体系，分设糖化血红蛋白、血压、血糖、血脂、吸烟管控、阿司匹林等 9 个健康监测指标，共计 100 分，形成"指标追踪、实时绩效监测、业绩分析、报告公开、提升计划"五步走的质量管理办法。建立考核结果与医保补助资金挂钩的工作机制，得分越高，补助标准越高，倒逼家庭医生服务团队持续提高服务质量。

（三）"攻心为上"，推动群众健康理念转变，破解"签而不约"难题

针对家庭医生签约服务质量不高、群众"签而不约"等问题，加强数字化建设、预防式管理、个性化服务，实现医患融合，有效提升群众获得感和满意度。充分尊重群众的主体地位，改进健康教育、宣传引导的方式，唤醒群众的健康意识，使其养成科学的健康卫生理念和习惯。一是强化健康意识。引进美国哈佛大学新型患者教育方法（ON THE ROAD），每月定期组织开展健康知识讲座，重点讲解疾病症状、并发症及预防，引导患者改变行为，主动接受并发症早期筛查，增强"健康第一责任人"意识。二是优化信息服务。通过医共体信息平台建设，全面整合县、乡（镇）、村医疗卫生信息系统，医保和民政部门医疗救助信息系统，建成县、乡（镇）、村三级互

联互通的人口健康信息平台,实现健康信息互联共享。引进家庭医生签约服务信息系统(EPM)、检验信息系统(LIS)以及手机 APP 服务端,系统每天自动提醒家庭医生为签约对象提供续签、随访、检查等服务。家庭医生团队根据患者实际需求,通过网上预约或者短信通知签约对象,提供健康咨询、中医保健、用药指导、上门巡诊等服务,推动医患良性互动。三是引导分级就诊。通过家庭医生的主动介入,改变过去群众"有病就跑大医院"的习惯,引导群众向家庭医生团队、社区卫生院分流。同时,依托县级家庭医生签约后援中心,组建专业学科团队 27 个,通过远程诊疗直接分析病因病情,诊断疾病,制订治疗方案。

三、服务成效

(一)医疗资源共享,进一步提高家庭医生团队服务能力

2020 年,合江县实施家庭医生"师带徒"工程,遴选 89 名中高级职称骨干人员担任带教老师,采取"理论教学+实践提升"方式,将三级医院的管理、技术、服务理念精准滴灌到基层,组织开展学术交流会议 29 次、远程诊疗 90 次,累计师带徒 208 人。先后遴选县级医疗机构业务骨干 27 名到基层卫生院担任副院长,12 名下派干部得到提拔任用。推行专家到基层问诊常态化机制,县级专家到基层坐诊 792 人次,接诊患者 5600 人次。

(二)医防深度融合,进一步促进医患融合

2020 年,根据不同群体个性化健康需求,家庭医生团队提供"A、B、C、D"4 类服务包。A 包为 19.03 万人提供基本公共卫生服务和全民预防保健等免费项目;B 包整合残联专项资金 6.68 万元,为残疾人提供送健康上门、康复需求调查评估及转介等服务,签约 970 人;C 包增加高血压防治、糖尿病防治、孕产妇保健等个性化有偿服务,服务价格 300 元至 500元,签约 765 人;D 包针对机关企事业单位职工提供体检、健康评估、健康指导、门诊住院预约等有偿服务,服务价格 100 元至 400 元,签约 871 人。引进健康教育新模式,引导群众主动接受健康教育。2020 年,全县举办专题健康讲座活动 3000 余次,受益群众超过 10 万人。运用远程诊疗系统,切实推进分级诊疗,让群众在家享受三级医院的医疗资源,大幅降低医院重复诊断、患者来回奔波的经济成本和时间成本。2020 年,签约患者重复就诊

率降低 28%，节约就医成本 160 余万元，减少医保对象签约费用支出 225 万余元。

（三）主动健康服务，切实做到群众、医生、政府"三满意"

创新构建"政府主动推进、医疗机构主动服务、群众主动参与"的主动健康服务体系，从医防融合、服务模式、健康教育、信息技术等方面切入，积极探索西部欠发达地区可推广、可复制的主动健康服务模式。群众满意：家庭医生团队以需求为导向，努力为居民提供健康咨询、健康评价、中医保健、用药指导、上门巡诊等服务，实现群众健康有效管理。医生满意：通过家庭医生团队签约，理顺了基本医疗和公共卫生的业务流程，形成了功能融合团队，改善服务方式，赢得群众信任，增强职业荣誉感。政府满意：通过家庭医生签约服务，新时期卫生与健康工作方针得到落实，基层医疗资源得到有效利用，群众主动健康意识增强，群众获得感、幸福感增强，政府形象和公信力得到提升。

（四）创新引领，经验做法实时推广

主要经验做法于 2019 年在中英基层卫生交流峰会、四川省卫健委信息化建设工作年会上被交流介绍。《争做居民健康的守门人——家庭医生签约改革，为健康合江加分》在《人民日报》刊发。泸州市全民预防保健服务信息化建设现场会在合江大桥中心卫生院召开，相关领导听取主动健康工作汇报。2020 年 3 月疫情期间，《我市卫生健康干部职工和医务人员在疫情防控和助力复工复产中双线作战——用心当好人民群众健康"守门人"》在《泸州日报》刊发。

四、思考

在泸州市卫健委的统筹领导下，合江县顺应新时期卫生与健康工作方针，围绕合江县委、县政府"改革创新、内涵发展"的卫生健康工作主题，不断深化改革创新。重塑家庭医生团队，探索医防融合新模式，实现医疗服务守门人到健康守门人的转变；以患者为中心，深化家庭医生签约服务内涵，构建健康服务新模式，实现由坐等签约到我要签约的转变；创新健康教育模式，引进美国哈佛大学新型患者教育方法，实现要我健康到我要健康的转变。

合江县构建主动健康服务模式以来，虽然取得了一定的成效，但仍存在一些不足。一是乡镇全科医生较少，家庭医生服务团队能力参差不齐，团队覆盖范围有限。二是部分群众健康意识唤醒困难，难以促使患者改变不健康生活方式。下一步，合江县将以全国紧密型县域医共体建设试点为契机，进一步推广落实家庭医生团队成员轮训和培训制度，提升团队战斗力；结合国家慢性病综合防控示范县和省级健康促进县相关要求，大力开展群众健康教育，打造健康支持性环境，营造健康氛围，唤醒群众健康意识。

胡东，泸州市合江县疾病预防控制中心

体医融合　探索慢性病管理新举措
——泸州市龙马潭区坚持"以人为本"，探索慢性病综合防控新举措

一、实施背景

近年来，随着国家基本公共卫生服务项目的深入开展，泸州市龙马潭区发现并管理的慢性病患者日渐增多，但患者的治疗依从性始终不高，患者从根本上质疑基层医疗机构的技术水平，并认为药物才是治疗疾病的唯一办法，殊不知"运动才是良药"。

泸州市龙马潭区始终致力于"以人为本"，倡导"我的健康我做主，我的疾病我管理"的健康理念，本着给予群众"简单易学，用之有效"的干预技术的理念，探索在慢性病管理中强化实施"科学运动技术指导"，推动形成龙马潭区独具特色的"体医融合"的慢性病管理和健康管理服务模式。

二、主要做法

（一）以"全民健身日"活动为契机，部门协作，迈出"体医融合"第一步

借助参加"2020年全国第五届职业人群万步有约健走激励赛"，承办"泸州市2020年全民健身日宣传活动"的契机，龙马潭区卫生健康局积极联合区教育和体育局、区总工会在"全民健身日"创新宣传形式，组织全区机关企事业单位在龙马潭区双加镇柑橘园打造的健康步道进行万步有约健走徒步活动。通过前期部门协调准备会和科学健走健康讲座，群众了解到久坐不动带来的健康危害，现场感受"科学健走"与散步、慢跑的不同。这些活动受到各级领导和全体参赛队员的高度赞赏，使广大群众深刻感受到"科学健身"带来的健康效益，为实现龙马潭区"体医融合"迈出感官认识的第

一步。

（二）以"健康体重"项目为试点，探索"体医融合"慢性病管理新举措

以"健康体重"项目为试点，在全区慢性病患者中招募"健康体重"项目志愿者240名，他们均为体重超重或腰围超标的慢性病患者，开展为期2个月的"健康体重"专项行动。一是对所有参加专项行动的志愿者进行活动前后的身高、体重、腰围、臀围及运动、饮食习惯等信息采集和登记；二是统一配备腰围尺、弹力瑜伽带、体质指数转盘等健康支持工具；三是开展镇、区两级规范化培训，进行统一的饮食讲座、运动讲座，教授健骨操、健手操和弹力瑜伽拉伸操；四是统一工作要求，各单位建立"健康体重"微信群，每个月开展2次线上培训，鼓励参加人员在群里打卡"秀"效果。

（三）以健骨操推广活动为抓手，获取"体医融合"的慢性病防控技能

龙马潭区自2017年在红星、莲花池开展健骨操推广活动试点工作以来，连续3年在全区范围开展健骨操推广活动百余次，累计上万人次参加健骨操活动。在龙马潭区慢性病患者自我管理小组活动中，健骨操是每次活动的必备项目，深受广大慢性病患者的喜爱。在慢性病患者、社区居民、机关企事业单位职工以及中小学生等群体中开展的慢性病健康干预和健康教育促进活动，包括健康教育讲座、户外大讲堂、技能竞赛等，均积极推广健骨操。

通过推广健骨操，龙马潭区总结出"体医融合"的慢性病防控技能必须具备"简单易学，用之有效"的特点才能被患者普遍接受，从而提高患者治疗依从性。

（四）以整合"中医健康管理"项目为切入点，深挖"体医融合"的慢性病防控新技能。

龙马潭区将新冠肺炎疫情防控常态化与基层公共卫生服务工作同时推进，实施"项目整合、医防融合"机制，从区级层面，以"中医健康管理"项目为切入点，将八段锦、降糖降压穴位按摩操等在慢性病患者、老年人等重点人群中进行全面推广。一是慢性病管理、老年人健康管理等增加"中医适宜技术"培训，邀请龙马潭区中医药健康管理专家教授八段锦等强身健体技能。二是组织区中医院专家推广"好找准、有效果"的按摩穴位，制成宣

传折页，由基层慢性病管理人员在随访时发放并教会慢性病患者。三是结合"云鹊医"学习平台，指定运动降压的章节，要求全区基层慢性病管理人员、家庭医生团队进行学习，并有效操作，将学习情况纳入其业务能力考核。

（五）以"健康主题日"宣传活动为平台，多部门联合宣传"体医融合"的健康理念

2020年，龙马潭区卫生健康局多次联合区教育和体育局、区总工会开展大型"健康主题日"宣传活动，推广"动则有益"的健康理念。一是列举高血压患者因不重视控制血压演变为脑卒中患者的案例，将及时识别脑卒中、后期康复等健康知识和健康理念以情景剧的形式展现，形式新颖，接地气，深受广大患者和社区居民的欢迎。二是对慢性病防治健康知识、健康素养行为等进行有奖知识问答，形成积极主动的学习氛围，吸引群众自主学习，主动改变，促进健康行为的形成。三是基层医务人员现场教授健骨操、健手操，形成快乐有趣的宣传氛围，形成良好的医患关系，促进健康生活方式和习惯的养成。

三、主要成效

（一）圆满完成"全民健身日"活动暨万步有约健走激励赛

龙马潭区于2020年8月11日至2020年9月29日组织全区机关企事业单位共338人参加为期50天的全国第五届万步有约健走激励赛。部分单位及个人在活动中表现突出，成绩优异，有27名队员成为万步先锋，用实际行动践行"我的健康我做主"的健康理念。

（二）基层慢性病服务能力提升，慢性病患者获得感增强

龙马潭区针对慢性病患者，开展"健康体重"专项行动，累计对全区240名慢性病患者提供线上线下打卡及一对一运动指导服务；结合龙马潭区全覆盖式健骨操推广活动，教授八段锦、降糖降压穴位按摩，将科学运动的理念与技能传递给慢性病患者。基层医务人员技术能力显著提升，在运动指导方面，能够为群众传授触手可及的简易技能；慢性病患者慢性病防治知晓率大幅度提高，达到90%以上；参加专项行动的慢性病患者血压控制率、血糖控制率明显提高，血压控制率达到62%，血糖控制率达到55%，较全

区平均水平分别提高 10％和 9％；群众满意度达到 95％以上，且获得感与幸福感均有明显提升。

（三）居民健康素养水平明显提高，经常锻炼率显著提高

龙马潭区通过多部门多次联合开展"健康主题日"活动，如健康知识有奖问答、将慢性病防治融入情景剧表演、推广健骨操、教授健手操等，传达科学、准确的健康知识和健康理念。全区居民健康素养水平显著提高，经常参加体育锻炼的居民达到 35％以上。

四、思考

（一）部门深度配合，"体医融合"健全慢性病防控体系

随着基层卫生工作职能、工作重心逐步发生改变，医改、医保政策变化，基层卫生工作遇到新的挑战和机遇。基层医务人员要不断提高服务能力，不仅要掌握常见病、多发病的防治策略，而且要提高群体慢性病防控意识，使群众充分认识到单靠临床药物治疗，没有科学运动的简单康复训练，很难达到满意的治疗效果，必须实行"体医融合"，通过运动处方的配合介入，进行营养、心理干预，提高综合服务水平和全民体质健康水平，达到促进康复的目的。

目前龙马潭区"体医融合"模式的探索，局限在医疗行为过程中，对"体育技能"干预对慢性病患者血糖、血压控制，提高治疗依从性等方面的探索还比较片面，不成体系。人员培训、技能实践等长期合作的医体工作机制还未建立。

（二）夯实健康行动，"体医融合"扩大慢性病防控范围

龙马潭区积极利用"健康主题日"活动，以"三减三健"专项行动为平台，联合工会、妇联、镇（街）政府等多部门，开展覆盖全人群的全民健康行为干预活动。

建立"政府部门牵头组织，卫生健康部门、教育局和体育局协作，提供可复制、可推广、科学有效的运动方法和技能"的模式，动员社会力量，组建社会志愿者团队，开展形式多样、内容丰富的健康宣传活动，惠及各类人群。采取早发现、早诊断、早治疗的防控措施，扩大慢性病防控人群范围及

服务范围。

（三）规范科学指导，"体医融合"提升慢性病防控能力

"体医融合"就是体育和医学的结合，是运动医学、保健体育、康复医学、医学营养、健康评估、运动处方等的集合。无论是疾病或疾病前亚健康人群，还是健康人群，在进行体育干预的过程中，均可以结合医疗手段的判断、初筛、过程监督和评价来达到保健目的。

在慢性病患者健康管理服务中，体育与医学要紧密结合。医务人员要有针对性地帮助患者选择锻炼方式、锻炼时间和强度，根据每个人的身体健康状况，针对体育活动的内容、时间和强度给予不同的建议，以此在实践中使医学和体育相互补充、相互渗透、相互促进，提升慢性病防控能力。

李春艳，泸州市龙马潭区疾病预防控制中心

搭乘全民体检"顺风车"　探索慢性病防控"密码"

为提高慢性病人群的检出率，倡导预防为主、防治结合的防控策略，宜宾市翠屏区自 2017 年开始在全区开展全民预防保健（简称全民体检）工作，并逐步形成了"预防为主，医疗保健资源下沉，健康管理服务前移"的全民健康管理工作格局。通过基本公共卫生服务项目与全民体检的有机结合，慢性病筛查、管理、干预服务实现一体化。

一、背景

翠屏区下辖 9 个街道、17 个镇、413 个村（社区），2019 年年末户籍总人口为 880134 人，常住人口 811000 人，流动人口 183145 人。人口基数大、区域较集中、流动人口多等因素导致翠屏区慢性病管理成为慢性病示范区建设的重点和难点，高血压、糖尿病等慢性病的发现率、管理率低于国家要求。翠屏区每年投入大量人力、物力从事慢性病防控工作，但是管理率依旧不高。健康管理的前提是发现患者。针对慢性病检出率低、管理率不达标的现状，翠屏区尝试将国家基本公共卫生服务和个性化健康体检服务包有效结合，在全区开展全民预防保健免费体检工作，将慢性病管理涉及的资金、人员、宣传、基础建设等内容融入全民体检之中，充分发挥政府主导优势，提高辖区慢性病患者的管理率。

二、实施

2017 年，在全区开始实施全民体检工作，以辖区内 7～64 周岁常住人口为体检对象，两年开展一轮。经费以 70 元/人为标准［市财政承担 30％，区（县）财政承担 70％］，以实际体检完成人数进行结算，其中 0～6 周岁和 65 周岁及以上人群按《国家基本公共卫生服务规范（第三版）》每年体检一次。全民体检是一项民生工程，切实突出了公共卫生服务"预防为主"的总体要求。群众的健康生活方式、健康意识逐步形成。

（一）着眼资源优化度，全力提升慢性病服务保障

一是区（县）财政全额保障。体检配套经费 1200 万元，同时按完成量，以 5 元/人拨付全民体检工作经费。二是改善服务环境。按"一站一馆三区"要求对区（县）基层医疗卫生机构实施改造，建成思坡、象鼻、牟坪、宗场、高店 5 个点位。三是提升硬件水平。投入 1250.64 万元用于采购 44 台心电图机、10 台彩超设备、11 台 DR 设备等医疗设备。四是落实人员保障。由 2 个医联体派出 26 名科主任、91 名专科医生及 381 名全科医生，加上 426 名村医组成"1＋1＋1"家庭医生签约团队，提高慢性病患者的管理质量。

（二）着眼群众参与度，全面开展健康宣传

将体检动员宣传与慢性病防治、全民健康生活方式等有机结合，多途径、广范围在全人群中开展健康宣传工作，提升居民健康素养水平。一是面对面宣传。通过"动员会""三干会""院坝会""健康讲座"等形式，面对面进行讲解。二是点对点宣传。安排网格员、社区干事向社区居民挨家挨户上门宣传，实行分段体检。三是广撒网宣传。印刷全民预防保健及慢性病防治知识宣传海报、健康生活方式知识手册发放到各村、各社区。四是新媒体宣传。利用微信公众号等宣传方式，全方位向辖区居民推送惠民利民措施。五是发放健康宣传品。发放毛巾、保健醋、面盆、洗漱用品等印有慢性病防控知识的健康宣传品吸引群众主动参与，提升群众知晓率和参与度。

（三）着眼群众满意度，全域落实健康管理

着眼群众需求，采取便民举措。一是部门联动，切实摸清全区常住人口基数，区卫健局牵头，联合公安、民政、教育、村（居）委会等部门做好人口摸底调查，特别是做好低保对象、孤儿、优抚对象与 60 岁及以上户籍人群的登记造册，做好体检统筹安排。二是针对部分边远群众体检不方便的情况，开展巡回体检；对行动不便的失能、半失能老年人和残疾人提供上门服务。三是为 7~17 岁学生提供早餐服务，学生体检后为其提供牛奶、面包等早餐。四是落实全科医生解读体检报告服务。

（四）着眼慢性病管理率，加强高危人员筛查

为加强慢性病患者的管理，结合全民体检建立"慢性病高危人群管理登记本、慢性病患者筛查登记本、新增慢性病人群登记本"三大本，针对在体检中发现的血压异常、血糖异常、腰围异常、血清胆固醇异常、吸烟的高危人群建立档案并纳入管理。要求腰围男性≥90厘米、女性≥85厘米的人群每季度测量体重及腰围一次，血压130～139mmHg/85～89mmHg的人群每半年测量血压一次，6.1mmol/L≤FBG<7.0mmol/L的人群每年测血糖一次，5.2mmol/L≤TC<6.2mmol/L的人群每年测量血清总胆固醇一次，对于吸烟者每年进行随访及健康干预。

三、成效

全民体检与基本公共卫生服务逐步接轨，社区慢性病管理成效显著。目前，宜宾市开发的"全民预防保健信息系统"与国家基本公共卫生服务系统已实现对接，逐步完善"一人一册"档案管理。截至2020年，新建健康档案38924份，完善健康档案56804份，新增基本公共卫生重点管理人群9406人，检查结果应用7420人，家庭医生服务新签约45624人，积极引导老年人主动接种流感疫苗和肺炎疫苗，通过全民体检的疾病初筛，基层医疗卫生机构诊疗量比2019年同期上升16.63%。根据全市体检数据统计：通过全民预防保健体检，在7～64周岁人群中发现疑似严重精神障碍466人，新发现高血压患者16840人，新发现糖尿病患者3402人，通过体检，有14万常见病、多发病患者在基层医疗卫生机构诊疗，发现肿瘤线索1160例。全民预防保健起到了"早发现、早诊断、早管理"的作用，降低并发症发生率，提高生命质量。

四、思考

随着社会经济的发展，健康理念及健康模式的转变，群众越来越关注自身的健康，全民体检在很多市区均在开展，结合全民体检可有效推进国家慢性病防控示范区建设工作。实施过程中，翠屏区总结了一些问题和经验。

（一）政府主导、专业支撑，开创了慢性病防控良好局面

全民体检除了提高慢性病的检出率以外，也把慢性病管理涉及的组织管理、资金保障、技术人员、基础配套、宣传教育等板块融入体检中，既遵循"政府主导、多部门协作、专业机构支持、全社会参与"的慢性病综合防控工作原则，又实现了与国家基本公共卫生服务的衔接。全民体检针对全人群，弥补了国家基本公共卫生服务只体检老年人等重点人群的不足。在政府资金流、技术流的带动下，慢性病防控局面显著改善。通过基地建设、人员配置，逐步提升公共卫生服务水平，依托全民体检"一站一馆三区"建设，各机构的"健康小屋"焕然一新，缺设备、缺人员、缺资金的问题得到有效缓解，"健康小屋"功能得到同步提升。

（二）体检项目偏少、体检经费偏低，群众选择性较小

由于全民预防保健体检项目是针对全体群众设计的基础性体检项目，只包含血常规、肝功、肾功等，体检费用只有 70 元/人，群众选择性小，需要开展的辅助检查项目（如 DR、B 超等项目）未包含，参检群众认为体检针对性不强，获得感不强，参与度不高。由于区域位置不同，经济社会发展有差异，部分乡镇卫生院基础薄弱，辅助检查设备缺乏，全自动生化分析仪、彩超设备、DR 设备等缺乏。医务人员缺乏，有的乡镇卫生院只有 2~3 名临床医师，同时检验人员、影像技术人员缺乏，疾病诊断能力、治疗能力有待提高。

陈志富，宜宾市翠屏区疾病预防控制中心

慢性病相关危险因素控制

　　环境风险和不健康的生活方式是导致慢性病的主要危险因素。世界卫生组织（WHO）2019年提交了一份《卫生、环境与气候变化全球战略（草案）》，就全世界及卫生界在2030年前应对环境卫生风险和挑战提出了愿景和前进方向。数据显示，全世界死亡和疾病负担的四分之一都是由已知且可避免的环境风险因素导致，环境风险因素涉及每年1300万例死亡。不健康的生活方式如吸烟、缺乏运动、有害饮酒和不健康的饮食同样会增加慢性病的死亡风险。

　　开展慢性病共同危险因素的综合防控，能有效减少由慢性病导致的死亡、伤残以及经济负担。

实施国民营养计划行动　提高全民营养健康水平

一、背景

全民健康托起全面小康。近年来，我国居民营养健康状况明显改善，但不合理、不健康、不均衡的膳食成为影响居民健康的主要危险因素。推动市民加快养成合理营养、平衡膳食的健康生活方式与习惯，成为预防营养相关慢性病最紧迫的事情。成都市新津区始终以人民健康为中心，坚持把提升国民营养健康水平作为事关全区经济社会高质量发展的重要内容，不断满足群众对营养健康的现实需求，提高全民健康水平。

新津区位于四川盆地西部、成都南部，面积 330 平方公里，辖 4 街道 4 镇，常住人口 39 万。2019 年新津区启动国民营养计划试点工作，成立以政府主要领导为组长的国民营养计划领导小组，制订国民营养计划实施方案和国民营养计划三年行动方案，明确各部门职责，聚焦"调研、宣传、实践"三个关键环节，推动知识普及、环境优化、服务提质，引导居民保持健康生活习惯，构建国民生命全周期、健康全过程的营养健康体系，以均衡的营养、健康的生活方式干预营养相关慢性病的发生发展，推动居民健康水平稳步提升。

二、主要做法

（一）聚焦"三大维度"开展调查，全面掌握居民健康状况

新津区坚持"实事求是、客观全面"的原则，通过深挖居民健康信息数据，开展特殊群体和城乡居民基线调查，分析居民膳食结构以及营养不良、营养相关慢性病情况，全面摸清和掌握居民健康状况。

一是用好全民健康信息数据。充分利用已建立的县域人口健康信息平

台、医学集中诊断中心、"健康新津"服务平台、智慧家医平台等资源,整合共享卫健、教育、民政等部门的健康监测数据,比如学生体检数据、老年人体检数据、孕产妇体检数据、婴幼儿体检数据、营养相关专项调查数据等,重点提取社区居民的基本信息、营养不良相关情况(营养过剩、营养不足、贫血)、营养知识现状、膳食结构、所患营养相关慢性病等数据,同时强化数据分析利用,为制定慢性病防控营养干预策略提供科学有效的依据。

二是开展特殊群体健康调研。积极推动卫健、教育、民政等多部门联动,依托基层医疗机构、学校、养老院等,针对学生、老年人、住院患者等特殊群体共1400余人开展了营养健康状况的专项调查,同时调查了身高、体重、营养知识现状等,分人群调查了血红蛋白含量、食物频率、所患营养相关慢性病等,为有针对性地采取综合干预措施改善特殊群体营养状况提供了有力支撑。

三是深入城乡社区开展随机抽样调查。统筹全区卫健、民政、镇(街)等部门的资源,深入城乡社区开展随机抽样调查,共有780余名城乡居民自主作答。充分了解居民在健康知识知晓、健康行为形成、基本技能掌握等方面的基本情况,补充并完善原有的监测数据。

从最终形成的《新津县社区营养诊断报告》来看,新津区居民基本健康知识总体知晓率为63.7%,其中老年人营养知识知晓率为51%,中学生营养知识知晓率为71.1%。76.3%的老年人愿意为合理营养改变饮食习惯,6.1%的中学生几乎不喝牛奶,挑食、偏食的学生占73.8%。辖区居民主要存在油、肉类、大豆、坚果摄入量偏高,水果、乳及乳制品摄入不足,营养过剩等问题。

(二)整合"三方力量"开展宣传,加速推动营养健康知识普及

新津区坚持"全民普及、全域覆盖"的思路,在启动国民营养计划试点工作之初就高度重视健康知识普及和健康理念推广,组建专业化的科普宣传团队,打造覆盖全域的沉浸式体验场景,建立多维联动的宣传矩阵,形成多渠道、全方位、常态化宣传态势,提升营养健康科普信息供给和传播能力。

一是建立多层级科普队伍,打造"1+2+X"活动模式。建立由6位省市营养健康专家、3位区级指导老师和110余名基层医疗机构家庭医生组成的营养健康知识教育团队,构建"市—区—街道"三级营养科普队伍,形成流动的健康知识讲师团;在全区统一活动时间和主题,三级营养科普队伍与

群众双向互动，8 个镇（街道）同时开展工作，全面落实"1＋2＋X"模式的营养健康知识科普教育活动。

二是构建全覆盖教育场景，打造健康"加油站"。坚持以无处不在的教育场景推动营养健康知识深入人心，依托公园、绿道场景打造健康主题公园，设置并定期更换营养健康知识牌、宣传栏等，加大营养与慢性病防控、吃动平衡的宣传；依托机关事业单位、企业、医院、养老院等场所设置 20 多个健康自助检测点，摆放血压测量仪、身高体重秤、宣传资料取阅架等，让居民及时了解自身的体重、血压变化；依托"健康细胞"工程建设，在健康社区、健康学校、健康单位、健康企业开展营养知识讲座与宣传，在全区营造"人人关注营养健康、人人重视营养健康、人人参与营养健康"的浓厚氛围。

三是打造多维度立体矩阵，创立宣传"新天地"。坚持开展形式多样的健康知识宣传活动，依托"健康副校长""家庭医生进社区""健康生活工具包发放"等工作，重点对学生、老年人、家庭主妇等人群开展有针对性的预防慢性病营养健康科普宣传活动；由限盐勺、限油壶及营养知识宣传折页组成的"健康生活工具包"在全区发放 11.7 万户，覆盖全区户籍户数的 80.49％，极大地拓展了宣传范围；依托"水城新津""健康新津""新津科协"等新媒体，不定期发布营养健康知识，普及营养与慢性病防控知识，推广"营养＋运动"健康生活方式；依托品牌活动，举办"花漾新津·美食就是不一样"创意美食邀请赛，向群众普及营养健康知识。

（三）聚焦"三大领域"开展实践工作，积极推动居民健康行为养成

新津区坚持"靶向施策、精准干预"的理念，紧盯校园、医院和产业三大领域，推动中小学加强营养健康教育和管理，加强特殊群体营养措施干预，规范指导企业开发和生产满足不同需求的营养健康产品，促进生产、消费、营养、健康协调发展。

一是抓实校园，筑牢营养健康之基。在新津中学开展"营养学校"试点工作，打造"健康营养食堂"，对食堂工作人员进行营养健康、科学烹调、合理配餐、食品安全等相关知识和操作技能培训，要求学校食堂根据膳食均衡原则配餐，提供身高体重秤、食物模型、平衡膳食游戏等，向师生宣传健康营养知识；在食堂建立"学生餐营养摄入评估信息化系统"，呈现每日膳食摄入总表、每月膳食营养达标率、当日配餐食材、就餐学生结构、每周摄

入食物种类，分析学生周期内合理膳食情况，为学生确定合理的营养目标；开展营养健康教育相关活动，由营养健康专家指导团队、营养指导员及"健康副校长"组成健康教育团队，向学生、老师、家长讲授营养健康知识。

二是抓牢医院，守护营养健康之门。与家庭医生签约服务团队工作相结合，在武阳社区卫生服务中心打造"营养健康科普小屋"，放置平衡膳食自测盘、健康体重盘、高血压膳食指导模型、糖尿病膳食指导模型等，为居民免费测量血压、身高、体重等，开展营养咨询，帮助肥胖人群、高血压人群、高血脂人群、高血糖人群改善饮食；将营养干预工作融入基本公共卫生服务，以"家庭医生＋家门口的营养师"模式推进营养进社区，针对慢性病人群，在随访过程中给予个体化指导，开展慢性病防控健康教育、营养状态评估、膳食结构评价，帮助制订个人膳食方案；指导辖区内养老机构为老年人搭配科学适当的饮食，促进营养与个性化饮食相协调。

三是抓强产业，丰富营养健康之食。新津区依托食品加工产业优势，鼓励和引导食品企业纵向延伸和横向拓展产业链，搭建食品营养健康产业技术创新平台，优化方便食品、饮料配方及加工流程，针对不同人群营养健康需求，大力研发低盐、低油、低卡、强铁型营养健康食品，生产研发营养食品、健康食品、特殊医学用途配方食品等产品，构建以营养需求为导向的现代食品产业体系。目前，新津希望食品厂已成功研发并上市销售高蛋白、低盐鸡肉火腿肠等系列营养健康产品，提高营养健康产业经济收益，有效实现了生产、消费、营养、健康协调发展。

三、主要成效

1. 提高辖区居民营养和健康意识。新津区居民每天食盐摄入标准量的知晓率从基线调查的 40％上升到评估调查的 65％，每天食用油摄入标准量的知晓率从基线调查的 11.5％上升到评估调查的 44.5％。

2. 改善学生营养健康状况。2019 年新津农村中小学生的生长迟缓率为0.8％；2019 年中小学生超重肥胖率为 21.5％，较 2018 年的 25.69％下降约 4 个百分点。

3. 增强老年人群营养水平。2019 年新津老年人群贫血率为 4.61％，较2018 年有所下降。

四、体会与思考

1. 坚持政府引导是推动居民营养健康工作的核心。充分发挥政府引导作用，落实组织保障，强化顶层设计，制订实施方案和行动计划，统筹规划、整合资源、完善制度、健全体系，为全社会共同参与国民营养健康工作营造了良好的环境。

2. 坚持知识普及是提升居民营养健康水平的基础。围绕国民营养宣教需求，创新科普信息表达形式，拓宽传播方式和渠道，营造沉浸式场景，把营养健康信息定向、精准地传播到目标人群，有效提高居民的营养健康意识。

3. 坚持共建共享是提高居民营养健康素养的前提。实施国民营养计划需要全社会深层次、多领域、全方位的参与，通过推进多部门协同联动、良性互动、有序参与、各尽其责，推动全社会形成共建共享营养健康的浓厚氛围。

在整个行动实施过程中，新津区取得了一些成效，积累了一些经验，但也存在一些问题，比如社区营养工作者缺乏、能力建设还需加强等。因此，在以后的工作中新津区将持续加强专业营养人才培养和引进，同时在全区借力"健康细胞"工程建设工作，继续开展健康学校、健康单位、健康食堂和健康餐厅等示范工作，打造健康典范，发挥示范和辐射作用，加快推进全区营养健康素养整体提升。

王晶，主管医师，成都市新津区疾病预防控制中心
彭莉，副研究员，副主任，成都市新津区疾病预防控制中心
周轶，新津区医院事务服务中心主任，成都市新津区卫生健康局

多措并举　推进学生人群营养改善行动

一、工作背景

随着生活水平的不断提高，人民营养健康状况明显改善，但由于膳食结构欠合理，超重及肥胖的人群呈现年龄分布广和增长速度快的趋势。多份文献表明，青少年的超重及肥胖呈现流行趋势，相较于成年人的肥胖，始于儿童期的肥胖会导致更高的慢性病罹患率。同时，发生于 6～11 岁和 12～17 岁的肥胖，分别有约 55％和 75％将持续到成年。儿童青少年时期是生长发育的重要时期，控制儿童青少年超重及肥胖有利于其身心健康、茁壮成长。

成华区地处成都市东北部，面积 110.6 平方公里，是成都市面积最大的中心城区，常住人口 96.02 万，区内共有中小学校 51 所，中小学生约 8.90 万人。开展学生人群营养改善行动，不仅可提高学生营养素质，还可通过"孩子—家庭—社会"模式效应提高全区居民营养水平，促进全民身体素质与健康水平提升。

二、主要做法

（一）加强领导，保障国民营养

一是加强组织保障。成华区委、区政府高度重视营养干预工作，将其作为全民健康促进工程的重要内容，定期组织卫健、体育、教育等部门召开联系会，建立沟通协调机制。先后出台了《成华区健康城市建设工作实施方案》《成华区全民健康促进工程五年行动方案（2017—2021）》《成华区全民健身实施计划（2016—2020）》等健康相关政策，为提升国民营养健康水平提供了政策保障。二是加强经费保障。近年来，成华区财政不断加大健康促进工作经费投入力度，每年投入数百万元用于开展食品安全活动、健康教育宣传活动、全民健身活动以及健康食堂等健康场所的打造，实行专款专用，为街道办事处、专业机构等推广国民营养计划提供了有力保障。三是加强队伍建设。成华区大力实施"引才聚智"工程，加强人才队伍建设，创新性地为全区每个中小学校配置了"驻区健康副校长"及"社区健康副校长"，分别由综合医疗机构及社区卫生服务中心的专业技术人员担任，充分发挥健康副校长在学生营养与食品安全管理、健康教育工作中的作用，切实保障学生营养工作的顺利推进。四是加强制度保障。持续开展幼儿园、中小学校健康行为方式教育，幼儿园、中小学校健康教育课开课率达100％，确保有制度、有教师、有教案、有教材、有总结评估等，营养均衡、健康体重等内容被纳入常规教学，促使慢性病防控关口前移。

（二）落实管理，强化营养供餐科学引导

在全区学校食堂建立了食品安全溯源系统，保障食品原材料安全；在全区宣传和推广《成都市中小学生供餐营养操作规程（试行）》，加强对学校食堂及周边售卖食物商店的管理，所有小学禁设小卖部，中学校园内限制销售高糖饮料和零食，食堂减少含糖饮料和高糖食品供应；针对全区中小学校的后勤管理人员及食堂从业人员开展学生营养餐专项培训，邀请营养专家以食物的烹饪加工与营养为主题，讲解烹饪加工对食物营养价值的影响以及如何对营养素进行有效保护，中小学校培训覆盖率达100％。

（三）推动项目，探索"家、校、医"超重及肥胖干预模式

选取4所小学，试点实施"小学生超重及肥胖干预项目"，探索性建立具有成华特色的全方位、多手段超重及肥胖小学生"学校—家庭—社区"一体化干预模式。

1. 开展"营养进校园"干预活动。邀请家长代表与学生共同参与"营养进校园"干预活动，通过营养科普课堂、营养知识长廊、趣味化学实验、体脂成分检测与指导、专业运动指导等多种形式的互动式干预活动，为家长及师生普及营养知识，使其提高学习兴趣，增强营养意识。

2. 打造健康食堂与营养班级。成华区疾病预防控制中心对学校食堂及教室环境进行打造，通过在食堂张贴宣传画、放置桌牌等形式开展营养知识宣传活动，现场摆放体重计、BMI尺、食物模型、膳食平衡宝塔等，引导学生合理膳食，吃动平衡；建立班级"运动角""营养文化墙"，设计并发放日历式"运动手账"，使学生养成良好的饮食及运动习惯。

3. 联合举办小学生"营养校园"知识技能竞赛。连续两年举办营养相关知识技能竞赛，包括学生"营养小能手"视频宣讲、学生和家长共同制作的"我和家长一起做一餐"以及"我的抗疫科学饮食"线上视频评选比赛。通过不同形式、从不同角度了解学生及家长的营养知识水平，促使其深入了解膳食营养知识，养成良好的饮食习惯。参赛学校积极响应，送选作品一百余份，经区级专家组认真评选，选拔出部分优秀作品，并推选参加全国营养校园知识技能竞赛，取得了优异成绩。

4. 打造学生营养科普基地。在教育部门的支持下，成华区疾病预防控制中心在海滨小学试点，打造成华区学生营养科普基地，现场设置互动体验区、运动阅读区、风采展示区、知识长廊及迷你菜（果）栏区。海滨小学作为首个迎检点，接受国家卫健委食品司对国民营养计划重点工作安排落实情况的调研，被予以充分肯定。营养科普基地使学生由被动灌输变为主动探索，辐射学生日常课程，覆盖学生家庭，联动所在社区，达到主动学习健康知识、提高健康意识、强化健康行为、掌握健康技能、消除健康危险因素、传播健康理念等效果。

（四）紧抓重点，开展营养主题特色宣教

实施健康城市建设，积极开展"健康学校"创建工作，发挥"健康细胞"工程的示范和辐射作用，针对教师和学生健康素养、健康状况和健康需求，营造营养健康环境，提升学生、家长、教师的健康意识和健康素养。结合"'520'学生营养日"、"三减三健"专项行动、"健康生活工具包"派发等重点工作，促使形式多样的营养相关健康宣传活动落地。贯行"学生是最好的健康教育设计师"理念，将学生作品制作成帆布袋、台历等特色宣传用品 10 余种约 5000 份，达到自我教育和同伴教育的目的。结合疫情防控，举办"防疫好少年，均衡营养，保护视力"健康知识比赛，面向全区中小学生开展"我的抗疫科学饮食"线上视频征集活动，号召学生和家长共同制作营养餐，实践营养相关知识。该活动受到全区师生及家长的广泛关注，活动共征集视频 92 份，被点击 7500 余次。

（五）吃动平衡，彰显体育活动特色

体育运动与合理膳食配合，可有效促进身体的发育、增强体质。成华区探索与实践个性化素质教育，率先在全国开展阳光体育项目，每天上午 1 小时大课间、每天上 1 节体育课，体现运动特色。大课间设计了广播操、武术

操、循环走跑、放松操、跳绳、趣味游戏、趣味乒乓球、趣味足球等丰富多彩的训练项目。作为全国首批阳光体育先进区、全国青少年校园足球试点区，成华区抢抓国家足球发展机遇，大力推进校园足球改革试点工作，"阳光体育·快乐足球"的区域教育名片逐步形成，有全国青少年校园足球特色学校 35 所、省市足球传统项目学校 20 所、省阳光体育示范校 26 所。

三、推进成效

通过持续的学生营养改善行动，全区儿童青少年超重检出率及肥胖检出率有所下降。2018 年中小学生健康体检结果显示，全区 6～18 岁中小学生超重检出率为 15.43%，肥胖检出率为 11.88%。采用相同的评价方法，2019 年全区 6～18 岁中小学生超重检出率为 13.78%，肥胖检出率为 9.28%，超重检出率及肥胖检出率均有所下降。学生营养意识得到强化，学生能主动获取营养相关知识，成华区中小学生积极参与营养相关技能比赛，踊跃提交参赛作品，且作品质量较高。成华区推选的营养知识竞赛作品获中国疾病预防控制中心颁发的一等奖 1 项，二、三等奖各 3 项。

四、工作经验与思考

回顾成华区学生营养工作开展的情况，取得目前的成效与以下几个因素有关：一是凝心聚力，搭建部门"同心桥"。卫生和教育部门履职联动，疾病预防控制中心发挥专业优势，社区卫生服务中心深入基层，筑牢学生营养干预工作网。二是以校为本，强调学校"主阵地"，充分发挥各学校的主观能动性，化被动接受为主动输出，结合学校自身特色开展针对性强的干预活动。三是家校共育，重视家庭"影响力"。通过多种形式的家校活动，培养家长健康意识，调动家长积极性，让家长主动参与，形成"自身健康第一责任人"意识。四是全民参与，点亮社区"氛围灯"。通过"全民营养周""学生营养日"等健康主题宣传活动，开展大众营养科普工作，加强健康知识普及，营造全社会关心重视学生健康的良好氛围。从成华区政府、卫生和教育部门、各中小学校到学生个人和家庭，均紧密配合，压实责任，促进干预工作精准落实，形成联防联控"一盘棋"，打造成华区学生营养干预模式。

目前成华区学生营养工作仍处于探索前进阶段，工作中仍存在不少挑战。一是营养和健康管理人才严重匮乏。需拓展资源，加大营养师、健康管理师培训力度，建立完善的培养机制。二是营养健康标准化建设不足，对特定人群的营养干预还缺乏具体的实施标准，可拓展学生营养监测项目及范围，有针对性地开展干预活动。三是政策和宣传的力度还不够，需开展不同形式、不同渠道的宣教活动，让居民从"应知应会"落实到行为方式的改变。

下一步成华区将继续坚持"健康中国，营养先行"理念，强化组织保障，加大人才培养力度，推动家校更多更深入参与，着力增强全社会对营养改善行动的认知，不断提升人民群众营养健康素养和全民健康水平。

文艳群，副主任医师，成都市成华区疾病预防控制中心

实施"红领巾专车"行动　减少儿童伤害发生

一、实施背景

绵阳市三台县是农业人口大县，乡镇行政区划和村级建制调整改革后，"人向城走"的趋势加剧。三台县着力推动校点布局与人口流向配套、师资力量与就学需求对应，精准提升农村办学水平，有效实现城乡教育供给质量的整体性提升。随着义务教育学校向城镇集中，"学校远，上学难""学生多，接送难""搭车多，不安全"等问题凸显。为此三台县在西平镇试行了"红领巾专车"服务，为中小学生提供上下学定制客运服务，构建个性化的学生出行公共服务供给体系。

二、措施和做法

（一）政府主导，制度保障

建立政府牵头、部门参与的干预模式，防治结合、各司其职，协同推进"红领巾专车"行动有序实施。为推进学生定制"红领巾专车"服务，三台县西平镇人民政府、西平镇教办、西平镇派出所多次召开协调会议，探讨"红领巾专车"的运行，推动"红领巾专车"行动实施。

完善机制，全面保障。建立运行保障机制，为"红领巾专车"工作常态化推进提供了有力支撑。一是将学生定制公交纳入农村客运运营进行管理，确保每年稳定且持续投入"红领巾专车"工作。二是建立全链条安全保障体系。每条线路落实一名公安干警、一名责任老师、一名交通协管员，无缝对接守护学生安全。

（二）强化培训，抓安全源头

西平镇在开设学生定制客运之前，上下学集中时段的学校路段，非机动车多，驾乘车人员未佩戴头盔，交通道路拥挤，安全隐患较多。学生每日上下学，电动车打滑、摔倒、擦刮现象屡有发生。

西平镇政府首先牵头公安、交通等部门开展校园周边环境综合治理专项行动、农村道路交通安全治理专项行动。客运公司肩负交通安全主体责任，对客运公司司机开展安全培训，培训合格后的司机再进行系统评估，符合要求者成为"定制专线司机"。学校针对学生及家长开展乘车交通安全专题教育，使其树立伤害预防意识。政府、企业、学校三方主体层层培训，防止发生儿童交通伤害事故。

（三）个性与共性结合，推动专车行动落地

三台县农村地区学生家离学校相对较远，骑电动车、三轮车送学生上学的情况较为普遍，交通安全隐患整治难度大。西平镇全面统计学生乘车需求，通过模拟计算，将学生上学个性化的需求与农村客运经营相结合，科学设置"红领巾专车"线路，集个性和共性于一体，合理安排"红领巾专车"站点，为防止学生伤害事故发生提供有力的保障。

在征求学生、家长的意见和了解学生分布情况后，西平镇制定了6条公交专线，目前已投入专车20辆，设置"红领巾招呼站"58个。学生平均乘车价格由原来的3.8元/人次将至2.6元/人次，平均每人每学期节省车费216元。

（四）动态监测，全程管理

"红领巾专车"采用"五定"（定点、定时、定车、定线、定人）方式解决安全问题。每条线路安排一名公安干警、一名责任老师、一名交通协管员，设立一个微信群，每个站点安排一名家长志愿者、一名学生队长，确保学生安全出家（校）门、上车门、进校（家）门，闭合运行"红领巾专车"。

三、实施成效

（一）辖区学生伤害预防意识提升

通过在西平辖区学校开展学生乘车交通安全教育专题讲座和交通安全应急演练，普及伤害预防知识，交通道路安全知晓率显著提高。

（二）有效降低辖区学生交通事故伤害的风险

通过学生定制客运，上下学集中时段的学校路段，安全隐患明显减少，学校附近的非机动车辆明显减少，道路秩序井井有条，学生及家长的安全意识明显增强。

（三）探索农村地区学生交通安全运行新模式

以学生定制客运为抓手，探索建立全县农村地区学生交通安全运行新模式，提升农村学校交通整体综合服务能力。"红领巾专车"最大限度地弥补了市场空隙，实行"政府引导、学校参与、企业服务"的连接模式，企业精准批量营运，客座率大幅提升，家长一次性交费，省钱、省力、省心，学生校内上下车，有效消除安全隐患，实现了企业"增利润"、家长"降支出"、学校"消隐患"的三赢局面。

（四）营造全社会共同参与预防儿童伤害的良好局面

从"政府、学校、企业、家庭"四个维度提升儿童伤害预防控制质量。政府抓治理：政府负责校园周边环境综合治理专项行动、农村道路交通安全治理专项行动；学校抓教育：学校认真做好学生乘车交通安全教育，开展交通安全应急演练，维护学生在校乘车秩序；企业抓服务：落实企业交通安全主体责任和客运车辆综合性能检测制度；家长自愿参与：按照"便捷、安全、实惠"的原则，统筹规划专线、设置站点，家长自愿选择乘车。

四、工作体会与思考

（一）领导重视，部门合作，推进行动有序进行

政府作为"红领巾专车"行动的实施者、推动者，高度重视，协调部门与部门之间的职责落实，完善运行机制，保障"红领巾专车"行动的人力、物力，为"红领巾专车"行动的顺利实施提供组织保障。"红领巾专车"行动的主要实施对象是学生，教体部门、学校从前期的信息收集、健康教育和宣传动员到后期的组织协调，发挥重要作用。将教育部门纳入重点牵头部门，促进"红领巾专车"行动顺利实施。随着三台县乡镇行政区划调整改革结束，学校将进一步整合，虽然"红领巾专车"解决了西平镇的农村学生上学出行问题，但是还未在全县全面铺开，亟待多部门协同推进，改革"红领巾专车"运行体系，满足人民群众的新需求。

（二）广泛宣传，普及知识，提高大众安全意识

通过开展广泛的宣传活动，提高学生、家长、教师对交通伤害事故预防的认识，使其自觉配合学校行动。"红领巾专车"行动实施前采取多途径的宣传动员方法，提高居民对"红领巾专车"行动的接受度，有效保障了"红领巾专车"行动的顺利推进。

黄丽，主管医师，慢性病科科长，绵阳市三台县疾病预防控制中心

王木，电子科技大学医学院附属绵阳医院·绵阳市中心医院

》健康支持性环境建设 《

改变我们的生活、工作、生产、消费和治理方式，创造有利于健康的安全、公平和促进性环境，可持续改善我们的生命质量。开发适宜工具，建设支持性环境，通过改善环境来促进人们科学健身是目前慢性病防控策略之一。我国于2007年9月至今广泛开展的全民健康生活方式行动和2011年以来得到各级政府广泛重视的慢性病综合防控示范区建设工作均在支持性环境建设方面有不同程度的关注和推进。

大力发展公共健身资源建设，如构建安全舒适的健身步道、健身广场、健康一条街、健康主题公园，打造健康工作生活环境，如健康社区、健康单位、健康餐厅/酒店，鼓励大家多以步行、骑自行车等环保又健康的方式出行，鼓励社区或工作单位组建运动团体，鼓励个人于日常生活中落实健康行为等，以营造健康生活的社会氛围，积极控制慢性病危险因素。

健康主题公园 健康理念变迁促进慢性病防控

一、背景

巴中市南江县原为国家重点扶贫县，于 2014 年创建四川省慢性病综合防控示范区，2017 年创建国家慢性病综合防控示范区。南江县处于山水之间，地势狭长，规范建设的公园较少，群众健身多集中在小区、滨河路等处。为积极推动国家级慢性病综合防控示范区的创建，努力建设有特色的健康支持性环境，县委、县政府在融合发展"生态旅游"、建设"富丽安康新南江"的背景下，于 2015 年在县城规划建设的新区（原南江县小火电厂旧址）新建设了南江县城市公园，并且抓住"建设国家慢性病示范区""创建国家卫生县城""促进生态健康环境建设"等机会，将其升级改造为健康主题公园。

新建成的南江县城市健康主题公园设施完善、环境优美，既保存了代表小火电时代的烟囱建筑群作为城市发展的纪念，展示了南江县工业经济发展和生态文明建设的变化，又结合城市公园特色，打造具有城市变迁代表意义的公共休闲健身场所，成为市民接受健康理念的又一门户窗口。

二、实施

（一）建设理念

以城市健康理念的变迁、健康知识宣传和倡导健康生活方式为核心内容，兼顾绿色、生态、文明、和谐的健康支持性环境的创意设想。

（二）创意规划

健康主题公园由县规划局、县城建局、县卫健局和县公园管理所等多部门协作策划，旨在融合历史与当代、知识与健康、休闲与观赏，紧扣"建设慢性病示范区""创建国家卫生城市""促进生态健康环境建设"等主题,设立"穿越的健康——工业与生态的变迁""青少年知识长廊""健康之路""健康走廊""我运动、我健康、我快乐"5个部分。其中,"穿越的健康——工业与生态的变迁"为特色区,不对现有烟囱遗址进行改动,必须保证遗址区与周边规划、色调等相协调。

(三)分区和目标人群

1. 穿越的健康——工业与生态的变迁。

充分利用城市公园工业化文明的象征,在小火电建筑群旧址上立体呈现近代从重视发展工业到重视生态健康的文明发展历程,体现南江的历史记忆和人们对健康越来越重视的思想转变。

2. 青少年知识长廊。

利用标识牌后的空草坪区,设置主题为"健康阳光 苗儿茁壮"的青年健康青春主题宣传展区,帮助青少年培养健康生活习惯和健康成长,远离毒品和不良生活习惯。

3. 健康之路。

健康之路,全长约400米,两边小广场和草坪中共设置100余块健康知识小贴士展示牌,提供健身运动、营养膳食和健康自我监测等知识,有利于市民真正理解健康四大基石——"合理膳食、适量运动、戒烟限酒、心理平衡"的意义,使其科学运动,吃动平衡,保障健康。

4. 健康走廊。

利用城市公园现有的三个特色走廊,在走廊顶部悬挂趣味健康小贴士,内容以倡导健康生活方式、关注身体健康指标为核心,同时将国家相关政策纳入宣传。

5. 我运动、我健康、我快乐。

群众健身区和网球场的运动器材上标注了使用说明和适合年龄段,提供锻炼指导和建议。

三、成效

(一)政府组织领导,部门各负其责

健康主题公园以政府为核心、部门为支柱,搭建健康促进工作平台,各部门横向联合、县乡村纵向联系，建设健康支持性环境。健康主题公园的设计和建设充分融入了健康传播、园林城市和依法治县等元素。健康主题公园由县卫健局、县政法委、县住建局、县教科体局、县疾病预防控制中心等部门共同研究，精心设计，合理规划布局。县财政切实保障健康支持性环境建设的经费投入。

（二）整合资源，引领健康支持性环境建设

建成后的南江县城市健康主题公园突出了建设绿色和谐、富丽安康新南江的美好愿景，受到社区居民的一致好评，成为社区居民非常喜欢的休闲健身场所。社区居民在休闲、健身、游玩中学习健康知识，采取有利于健康的行为方式。健康主题公园对全县的健康支持性环境建设发挥积极的引领作用。全县共建成健康步道 80 条，健康主题公园 10 个，人均体育用地面积达到 14.5 平方米。通过积极打造健康支持性环境，越来越多的群众选择科学运动和合理膳食的健康生活方式，群众对慢性病防控的认同度不断提高。全县慢性病高发态势得到了有效控制。2019 年社会因素调查报告显示，全县经常参加体育锻炼的人口比例达到 34.84%；居民健康素养水平从 2017 年的 8% 提高到 20.5%；全县 18 岁以上成年人高血压患病率为 25.57%，糖尿病患病率为 8.66%，低于全省平均水平；全县人均期望寿命达 79.5 岁，高于全省平均水平。

（三）突出生态文明，健康融入万策

南江县城市健康主题公园保存了代表小火电时代的烟囱建筑群，充分展现了南江县的工业经济发展和生态文明建设的变迁。结合城市建设，紧扣"建设慢性病示范区""创建国家卫生城市""促进生态健康环境建设"等主题，将城市健康主题公园、健康长廊、健康步道、小火电工业、生态文明、全民健康运动等要素整合，融参与性与实用性、娱乐性与知识性于一体，寓教于乐。

（四）加强维护管理，注重持续建设

健康主题公园建成后，结合"园林城市""5A 级旅游景区"发展"森林康养"等项目。公园管理被纳入住建局城市园林管理，统筹规划，落实管护责任。将健康支持性环境向周边延伸。2019 年，南江县以健康主题公园为起点，规划建设全程约 5.1 公里的健康绿道，占地面积 12000 平方米，总投资 600 万元左右，2020 年已全面建成并投入使用。绿道两侧看得见水山，设置有休闲廊架、雕塑、长椅，种植各种苗木花卉，实施绿化、亮化工程，与沿河社区呈现城水相融、人与自然和谐发展的态势。绿道内设置健康宣传栏、健康小贴士及健康绿道示意图（包括起点、终点标志及中间标示）。绿道中置有一座 A 级公厕，占地 80 平方米，作为推进健康支持性环境建设的一项惠民举措。严格按照旅游厕所的标准进行建设，按照 2∶3 比例设置男女蹲位，设有第三卫生间、管理间，摆放绿色植物，配套实施齐全。第三卫生间设置了残疾人蹲位、儿童蹲位及儿童座椅、婴儿整理台，设置更加人性化，进一步满足市民游客休闲旅游需求。公厕建好后，有专门的保洁人员及管理人员，确保公厕管护到位、洁净清爽，为市民和游客提供了良好的如厕环境。同时，结合南江县本土文化，将健康行为方式、本土优良传统和民俗文化融入"绿道文化＋健康建设"中，使外来游客体会南江文化、方言，市民继承民族优良传统，记住乡愁，感悟"无论走多远，都不忘了来时路"的爱国爱家传统文化元素。

四、思考

通过城市健康主题公园建设可以发现，由多部门协同配合建成的健康支持性环境在规划上更合理，在内容上更丰富，使健康不仅仅局限在微观的疾病预防和控制上，还体现了人与自然的和谐相处，与社会的良好融入。

在今后的健康支持性环境建设中，应注重每个场所的地理特点和当地居民的民俗习惯，将风貌改造、民俗文化建设、最美小镇和美丽乡村建设等相结合，融入现代健康理念，与不同社会资源融合，利用卫健部门的技术支持，开发适宜的健康教育和行为干预工具，更多地发挥社区、社会组织和多部门的各种资源优势，使健康支持性环境在预防慢性病、提高健康水平上发挥更大的作用。

郭春燕，巴中市南江县疾病预防控制中心
王光秀，巴中市南江县疾病预防控制中心

创建健康村落　共建共享新农村

一、背景

青杠树村位于成都市郫都区三道堰镇东南部，距成都市区 17 公里，面积 2.4 平方公里，辖 11 个村民小组。2012 年土地综合整治改建农民新居后，共有林盘院落 78 个，住户 932 户，居民 2251 人。在创建健康乡村之前，青杠树村作为新改建的农民新村，基础设施较为完善，依靠得天独厚的生态资源和自然资源，乡村旅游发展产业初具规模，取得了一些成绩。2016 年 11 月 22 日，中共中央政治局常委、全国人大常委会委员长张德江莅临青杠树村视察工作，对青杠树幸福美丽新村建设和村集体经济组织参与乡村旅游发展给予了充分肯定。三道堰街道办及村两委高度重视环境、民生、健康等方面，主动申请加入全市第一批健康乡村创建工作，并在成都市爱卫办和市疾病预防控制中心的指导下，针对青杠树村的实际情况，制订专项方案，从健康环境、健康人群、健康服务等方面全面打造。2017 年青杠树村被成都市健康城市办命名为"成都市健康乡村"。

2018 年 2 月 12 日，习近平总书记来到郫都区战旗村调研乡村振兴工作，对郫都区提出了"走在前列、起好示范"的殷切嘱托。为认真贯彻落实习近平总书记重要指示精神，郫都区将健康村镇创建工作作为落实乡村振兴战略的重要举措和推动"健康郫都"建设的重要抓手，以"大健康"理念为引领，积极探索创新"健康细胞"工程模式，将三道堰街道青杠树村作为全区健康乡村示范点，取得了明显成效，健康乡村成果进一步巩固。青杠树村先后获得中国十大最美乡村、中国美丽休闲乡村、中国乡村旅游创客示范基地、省级"四好"村、成都市健康乡村等荣誉称号，并成功创建国家 AAAA 级景区。

二、主要做法

（一）坚持规划引领，保护与开发并重，完善功能布局

按照"小组微生"建设理念，结合本地的地理地貌、村庄院落、田间道路等情况，聘请专业的设计团队，结合实际，科学制订规划，注重保护利用林盘、水系、田园等生态资源，充分展现和传承民风民俗，形成了"林院相依、院田相连、田水相映"的川西生态田园风光。合理配套天然气、自来水、光纤、宽带等基础设施和幼儿园、便民服务站、村卫生室站、金融服务网点等公共服务设施，构建"10分钟生产生活圈"，让村民享受城乡一体化的配套服务，基本实现"办事不出村"。

（二）营造健康环境，打造原汁原味的绿色生态家园

实施"厕所革命"，全村建立128户无害化处理的厕所。建成了1个污水处理厂，新村农户污水全部接入管网统一进入污水处理厂。完善农村环卫管理制度，建立"户集、村收、镇运、区处理"的垃圾处理模式，加大村内道路、沟渠及广场等公共地带的清扫保洁力度，农村生活环境焕然一新。打造健康主题公园，建成7公里长的健康绿道，并配备健康知识宣传栏、健身器材等，为体育锻炼提供保障。改造村容村貌，建成9个农民聚居点，为村民提供休闲散步的场所。开发100余亩水面、490余亩水源保护生态湿地，全面改善全村生态环境。

（三）深化基层治理，全面实行院落自治管理

坚持党建引领，深化基层治理，镇党委、政府派遣"村务指导员、党建促进员、廉政监督员"到村两委，针对村级重要事务开展联合办公，着力解决基层群众诉求问题，提升社会管理水平。突出村民自治，选举成立院落管理委员会，日常管理事务由群众自己议、自己定、自己干。组建村级管理队伍，统筹管理村容村貌、安全稳定等事务，实现村内院落治理井然有序，院落风貌干净整洁。在村民活动中心安置健身器材，配备体重秤、膳食宝塔图、健康转盘等，图书室里配置健康书籍，逐步引导群众养成健康生活习惯。

（四）培育健康人群，逐步转变群众健康观念

成立健康自我管理小组，由患者自发组织健康活动与疾病管理经验交流会，提高患者对疾病的认识，从而配合疾病的管理与治疗。配备全民健康生活方式指导员，开展健康互动活动，组织村民参与健康教育与健康促进宣传活动、义诊、讲座等，发挥"草根"宣传员的作用，让村民充分认识到每个人都是自己健康的第一责任人，自觉养成健康生活习惯，起到"个人带动家庭，家庭影响社区，社区推进社会"的作用。

（五）优化健康服务，不断提升健康保障水平

依托三道堰"互联网小镇"建设，搭建三道堰云端大数据医院，提供各大医院专家挂号、慢性病监测监控、远程诊疗等服务，通过"互联网＋"，将城区优质医疗资源导入辖区，实现医疗服务、公共卫生和医疗保障等互联共享，使居民足不出户即可享受便捷优质的健康服务。健全基本医疗卫生服务体系，镇卫生院已与成都市第五人民医院正式达成医联体合作协议，完成青杠树村卫生村站标准化建设，加强以全科医生为重点的基层卫生队伍建设，为群众提供系统、连续、全方位的医疗卫生服务。利用"日间照料中心""天佑养老机构"等平台，为老年人提供康养服务。

三、取得的成效

（一）村民健康素养进一步增强

经过两年的创建工作，青杠树村村民健康生活理念不断增强，健康行为习惯逐渐养成。共有 50 个院落被评选为"健康院落"，越来越多的家庭被评选为"健康家庭"，共建共享的"大健康"理念得到充分体现。

（二）"要健康到青杠"逐渐成为成都近郊休闲品牌

通过健康乡村创建，青杠树村在打造景观节点、农耕博物馆、村史展馆等农耕文化旅游项目的基础上，增加了自行车骑行、越野赛、微型马拉松、健步走等健身运动项目，打造了动静结合、文体相融、独具特色的乡村旅游功能区，吸引了越来越多的游客。2017 年青杠树村接待游客 265 万人次，较 2016 年增长 120％，村民的收入得到较大提升。2018 年，村民人均可支

配收入为 28558 元，高于全区平均水平 2429 元，实现了环境保护与乡村发展双赢，绿色循环经济得以持续发展。

（三）示范效应不断彰显

2018 年 5 月，国家卫健委疾病预防控制局和全国爱卫办组织专家组到青杠树村调研；6 月，中国健康教育中心专家组到青杠树村调研；6 月，成都市卫健委谢强主任到郫都区调研时也专程到青杠树村实地调研健康乡村建设工作。国家、省、市专家领导对郫都区健康乡村建设工作取得的成绩给予了高度肯定。

四、特色创新

整洁优美的环境不仅可以提升城乡居民幸福指数，也能促进经济发展，影响居民的生活习惯。青杠树村从乡村环境卫生治理入手，完善农村环卫管理制度，村庄焕然一新的秀美容颜成为吸引游客的名片，村民以此增收致富，同时也收获省级"四好"村等诸多荣誉。此案例再次证明：美好环境是乡村振兴基础，健康村镇是健康中国基础细胞。

廖睿，副科长，成都市郫都区疾病预防控制中心
江秀，科长，成都市郫都区疾病预防控制中心

营造健康新场景 共建"健康青羊"生活名片
——成都市青羊区少城健康街道建设特色经验

一、背景

少城街道位于成都市青羊区核心区域，一直以来，中心老城区的经济发展与历史传承、环境治理与文化保护、商业街区与居民院落等都存在矛盾，考验着基层政府城市综合治理能力。城市是人们重要的活动场所，街道社区作为城市的"细胞"，其"健康"与否对生活在这里的人们具有重要的意义。青羊区少城街道以"健康""宜居""生活"为核心，尝试从大健康观出发，从广泛的健康影响因素入手，将健康街道建设融入街道社区工作的方方面面，通过创建良好的自然环境、物理环境、社会心理环境，创建具有健康人群、健康环境的健康街道。

二、工作思路

2017 年以来，少城街道致力于改善城市治理体系，提升治理水平，以健康城市建设为契机，着眼新型社区多维度场景营造和美丽公园城市建设，将健康城市建设实践理念与老城区产业转型升级、社区发展治理深度融合，通过创新场景营造，形成具有不同感知体验的场景，推进社区场景与健康和谐美好生活需求精准匹配，创造出极具生活美学价值的"少城生活范式"。

三、实施过程

（一）党政引领，改造青羊旧城健康生活环境，营造健康宜居新场景

2017 年以来，少城街道利用辖区文化旅游资源丰富的特点，紧密围绕"老成都"特色，以"宽窄巷子""文翁石室""人民公园——辛亥秋保路死事纪念碑"等文旅资源为核心，传承"老成都"原真文化，建设"少城国际文创谷"。在民生里、同仁路等区域增加城市绿地、景观小品 2702 平方米，整合梳理社区公共开放空间 78 处，在商业街等 13 条街设置花坛 491 个，新增绿化 4138 平方米，"拆围透绿" 641 米，打造了 1500 平方米"亲水生态风貌街区"。

同时，少城街道对辖区 130 个老旧院落进行了同步改造，保持辖区院落与街区景观一致，文化同源，功能互补。依托健康城市建设在辖区创建"健康社区""健康家庭"，大力支持街区企业建设"健康餐厅""健康企业""长者食堂"，在辖区建设"青羊特色"健康一条街、健康转盘"敬老凳"等健康支持性环境。改造老城"微绿地"，为居民提供健身、休闲的设施和场所等，打造具有"商居融合"的天府文化特质，彰显"老成都，生活味"的新型健康、文化、旅游院落和街区。

（二）"商居融合"，企业助力健康环境建设，营造健康社区治理新场景

一是打造特色街区，营造"老成都，生活味"。政府积极引导企业进行业态调整、节点场景打造、氛围营造，根据少城每条街道的不同特色确定场景主题，形成"1 个少城生活系+6 个特色主题+N 个特色品牌"的"1+6+N"发展体系。将街区的历史文化与时尚健康生活相结合，立足于"小改造""微重组"，做细做优街区设计，优化街区建筑风貌，提升街区品质。为辖区居民营造健康美好的居住、生活、消费环境，让居民和游客都能体验最地道的"老成都，生活味"。

二是智能运动助力全民健身风潮兴起。对接居民的健康需求，充分利用街头巷尾闲置空间，引入社会力量培育发展新型生活场景和消费场景，打造了全球首座占地面积 1000 平方米的玩湃社区智能足球公园，居民通过手机

扫码就能体验"24 小时智能足球教室""快乐足球练习场"等项目，以此引导全民健身风潮，提升全民健康素养。

三是垃圾分类营造环保健康社区。引入社会企业，采用"社区宣传引导、公司专业服务、居民积极参与"的三方联动模式有序开展垃圾分类工作。在横四道街打造"垃圾分类知识教育主题网红街巷""垃圾分类教育培训基地"，以小鹿"暖小四"和熊猫的可爱卡通造型，向居民生动形象地讲述垃圾分类知识，画面活泼，浅显易懂，参与性强，引领垃圾分类的新时尚。2018 年以来，少城街道积极引导推进垃圾分类工作，截至 2020 年，已完成 234 个院落的基础设施建设，覆盖居民 31138 户，覆盖率达到 67％。

四是共建共享，打造和谐健康生活。成立"商居联盟""四道商盟""宽门工作坊"等以商家和居民为主体的共建共治共享机制，由商家代表和居民代表共同组成街区商居联盟委员会，讨论形成以"一个常设机构、两个议事原则、三项工作制度"为主要内容的"123"工作机制，共同制定《商居联盟街区公约》，从和睦经营、依法经营、卫生干净、店招规范等 14 个方面进行了规范，同时组建由城管、公安、市场监管、税务、交警、社区等部门组成的街区领导小组，为"商居联盟"提供执法保障，共同营造和谐健康商居邻里关系。

（三）整合资源，发扬中医药文化，建设营造美好生活健康新场景

一是抓启蒙，以中医药文化育人。在泡桐树小学建成的全市第一家校园中医文化馆，设有中医药知识长廊、互动体验馆、中药种植园等，直观生动地将中医药文化融入校园建设，为学生提供感受和体验中医药文化的场所，培养其对中医药的浓厚兴趣。学校同时开设"中医小讲堂"等中医药知识讲座，青羊区中医医院每周选派中医专家前往授课，学生在课堂上闻药香识药材、背歌诀学推拿、猜字谜记中药、做八段锦保健操等，从小树立"治未病"的健康意识。

二是抓互动，以中医药文化引人。依托四川省第二中医院治未病中心成立宽巷子社区中医药膳房，引入中医养生、有病治病、无病疗养、三级防病和养老相结合的新型养老模式；依托四川省第二中医医院康复中心开展中医理疗体验活动；从中医养生的情志、饮食、起居、运动"四大基石"入手，结合成都本地的气候、环境和饮食特点，针对不同季节、不同体质人群，以图文并茂的形式推荐养生菜、养生汤、养生粥以及预防调理食谱，指导老百姓科学、规范养生。

三是抓关怀，以适老化改造礼孝示人。依托四川省第五人民医院营养科的少城"长者食堂"为辖区老年人提供科学、营养、安全、方便的膳食，解决了独居老年人、生活不便老年人的餐食供给问题。在旧城改造项目实施过程中利用一家停止经营的酒店原有建筑，开展适老化改造新型城市社区养老项目和社区志愿者服务项目，综合体现了党和政府对老年人的关心和爱护，在辖区营造了敬老、孝老的良好氛围，践行社会主义核心价值观，传承和发展"崇礼孝贤"精神。

四、取得的成效

通过多年的建设，青羊区少城街道通过不断完善和创新党建引领、社会参与、资源整合的健康促进机制，在健康城市建设和综合治理中，留住了"老成都"最地道、最传统的东西，让每年超过 2000 万的游客和辖区 10 万居民都能感受到成都这座健康、宜居、宜商的中心城市的魅力，他们的游记和生活成为"健康成都"最鲜活的名片。

近年来，少城街道获评"成都市花园式特色街区"；所辖的支矶石街、泡桐树街、奎星楼街、小通巷 4 条街道先后获评全市"最美街道"；"商居联盟"案例入选了 2018 年度成都市网络理政十大创新案例；2018 年街道党工委被成都市委表彰为"先进党组织"，被成都市委、市政府表彰为"创建全国社会治安综合治理'长安杯'工作先进集体"；2019 年少城街道被成都市委、市政府表彰为"成都加快建设全面体现新发展理念的城市改革创新"先进集体。

五、思考

城市不断更新和发展，但总有不能被磨灭的痕迹、不能被忘却的记忆，随着岁月的流逝和淘洗，沉淀下来的是这个城市文化的精髓。如何在旧城区改造发展的过程中保留文化的记忆，融入现代文明发展、健康城市建设等元素，使之与区域政治、经济、社会、文明发展相融合，是基层社会综合治理和城市更新的一个难题。成都市青羊区少城街道的创新探索，可为旧城区社会综合治理发展和健康城市建设提供一个有益的参考。

何媛，成都市青羊区少城街道办事处
蔡鹏，成都市青羊区疾病预防控制中心

打造川西健康林盘 助力乡村振兴发展

一、背景

健康环境与人民群众的健康息息相关，是人民群众健康的重要保障。国家以人民健康为中心，开展健康环境促进行动，推动健康环境建设，推进城乡环境卫生综合整治，动员群众改善环境。

近年来，成都市新津区以"大卫生、大健康、大服务、大共享"的理念广泛动员城乡居民、社会企业等力量，营造健康有益的生活环境，培育健康文明的生活方式，不断提升市民健康意识和健康素养。

安西镇位于成都市新津区西部，全镇面积35.21平方公里，辖2个涉农社区、5个行政村，户籍人口3.21万。在推进健康城市建设、创建健康村镇过程中，安西镇聚焦辖区内丰富的林盘资源，坚持"大健康"理念，大力治理林盘环境，传承林盘乡风文化，推动林盘业态转型，发展现代农业健康产业，营造健康人文氛围，打造特色川西健康林盘，助力乡村振兴发展，起到了示范引领作用。

二、主要做法

（一）实施美丽新村行动，打造林盘优美健康环境

一是实施景观提升工程，打造优美健康林盘环境。实施林盘院落"美化工程"，对林盘、墙面、竹林、沟渠等进行川西民居风格景观节点主题塑造，凸显川西民居韵味。实施道路沟渠"景化工程"。在道路沟渠节点植入卵石、黄土、稻草、竹篾等传统元素，突出古朴的乡居特点和乡土气息。实施田园风光"图画工程"。以"田在园中，园在景中，人在画中"这一理念，点植梅、兰、竹、菊等传统花卉，体现传统文化和田园风光。

二是实施生态环境治理，林盘基础设施提档升级。投入资金 200 余万元，对李烧坊林盘、路林盘、杨林盘等林盘开展污水整治工作，改造无害化卫生厕所 2382 个，自来水主管网实现全覆盖，开展天然气主管道建设，农村垃圾分类全覆盖，引进奥北环保在安西村和月花村开展垃圾分类回收试点工作，建立"垃圾银行"，回收分类垃圾 2.6 吨，居民获益 2084.86 元，持续净化生活环境，林盘面貌焕然一新。

三是建设健康场所，提升林盘人居环境。建设田园花径乡村旅游环线 10 公里、环湖健康绿道 5 公里，建成桤木河健康文化广场、数个健身活动广场，配套安装健身器材，为群众提供健康休闲活动场所。

（二）建立"三大载体"，打造健康服务平台

一是打造智慧健康管理平台，提升社区治理质效。以"雪亮"工程为支撑，依托社区视频监控平台、数字电视网络、110 报警系统平台，构建涵盖社区管理、社区组织、健康服务等内容的智慧化管理平台，实现了一键报警、一键求助等功能，充分融合家庭医生、社会救助、健康宣传和便民服务等，让群众足不出户就可以及时求助，极大地提升了社区治理质效。

二是建设"健康促进与教育示范基地"，提升群众健康水平。打造健康小屋，配备自助血压检测仪、体重秤、健康转盘等，图书室里配置健康书籍、健康知识桌牌，在中国居民膳食宝塔的基础上创新设计"趣味健康膳食架"，生动地展示了各类食物的摄入标准。配备健康生活方式指导员，开展健康互动活动，组织村民参与健康教育与健康促进宣传活动、义诊、讲座等。家庭医生在"朋友圈"、村组网格员微信群、社区群众"大微信群"不定期讲解健康知识、解答健康问题。让村民从被动接受到主动学习，充分认识到每个人都是自己健康的第一责任人，增强对健康知识的学习、对健康技能的掌握，养成健康生活习惯。

三是建立志愿者工作室，提供多元健康服务。月花林盘王大姐工作室，带领留守妇女学习工艺编织、植物栽培、服装裁剪，为留守儿童提供陶泥、绘画、手工制作等丰富的活动。杨林盘杨三哥工作室关注群众心理健康，参与邻里纠纷调解，使邻里关系更融洽、更和睦。

（三）弘扬林盘乡风人文，积极倡导健康生活

一是开展全民健身活动。开展社区运动会、绿道骑行、全民健身跑等活动，推动健身与健康相融合，真正让群众成为健康生活方式的实践者和受益

者，形成知晓健康、享有健康、倡导健康的社会新风尚。安西镇社区群众经常参加体育锻炼比例达65.6%。

二是传承良好家风。月花林盘秦氏祠堂作为全区家风家训示范基地，利用传统节日祭奠先祖，共诵家训，传承美德，弘扬氏族文化。依托秦氏清明会开展"传家风、树新风"活动，评选出一批好公婆、好儿媳。

三是传播健康文化。利用爱国卫生月、全民健康生活方式行动日等开展健康宣传活动。每个村、社区都组建了文艺队，部分村、社区还建立了书画协会，定期组织活动，丰富群众文化生活。将130余份社区群众作品、儿童作品植入各社区空间，营造向上、向善、向美的社区健康文化氛围。开展"健康家庭""文明家庭""最美阳台"等评选活动，通过典型示范，增强居民个人健康责任意识，传递朴素的乡风民俗，传承文明美德。

（四）发展特色现代农业，打造健康产业

安西镇紧密结合乡村振兴发展战略，坚持现代农村产业发展和林盘保护有机融合，保护川西民居古建筑，对民居院落进行修缮和资源整合，形成林盘、川西民居、鱼塘、稻田相融的乡村自然风光，打造具有川西林盘特色的健康农家乐20多家。大力发展都市现代农业，建成4000亩稻田综合种养基地、1000亩精品鱼养殖基地、4000亩精品果蔬特色农业产业基地，建设大田景观3平方公里，形成以"河鲜美食品味＋乡村民俗体验＋大田景观赏阅"为特色的都市现代农业形态，走出了一条绿色、生态、健康的发展路径。已成功举办鱼头火锅节8届、荷花节3届，每年吸引游客30多万人，有力地促进了当地乡村旅游发展。

三、工作成效

村民说："过去我们站的这个地方，是三个旱厕。哪怕你把房前屋后打扫得再干净，一走到屋背后，还是一样要捂起鼻子，生活污水未经处理直接排入小河沟，沟里的水也脏兮兮的。如今，绕行林盘的小溪清澈见底，只闻花香，不闻一丝臭味。"

安西镇通过修复保护川西林盘、治理林盘环境、传承林盘乡风文化、转型林盘业态，有力地促进了健康环境的改善、健康服务质量的提升、健康文化内涵的丰富、健康产业的壮大发展。今后，安西镇将继续秉持"健康林盘"理念，以人民群众对美好生活的期望为出发点，将宜居、宜业、宜游的

川西健康林盘示范引领作用发扬光大，助力全区乡村振兴发展。

四、思考

今后，安西镇将着力于农、商、文、旅、体、科的融合，融合林盘的资源优势，探索"研学＋文创""研学＋田园综合体""研学＋休闲农业"等模式，打造研学基地，构建旅游、休闲、文化、教育等多业态融合的生态化体验消费场景，不断激发两项改革后乡村发展的创新活力和内生动力，助力全区乡村振兴发展。

曾勤，新津区安西镇政府卫计办主任，成都市新津区安西镇政府
彭莉，副研究员，副主任，成都市新津区疾病预防控制中心

传承巴人社区文化 谱写全民健身新篇章

——达州市宣汉县国家示范区案例

一、背景

让巴人文化在运动中传承，让全民健康在文化传承中展现。为了贯彻落实《全民健身条例》，全面提高国民体质和健康水平，加快建成全国巴人文化高地，在国家慢性病综合防控示范区建设进程中，达州市宣汉县坚定不移地实施"文旅靓县"战略，围绕巴人文化推动健康发展，在全县广泛开展全民健身活动，将其与实施"全域旅游"战略相结合，大力推进"巴人健康文化"系列活动，让全民健身运动成为群众健康生活的新时尚，让巴人文化得到广泛传承，与全县人民共建共享新时代创建成果。

二、实施

全民健身是调动全民参与，以不断增进身心健康为目的的群众性体育健身活动，是关系民族繁荣昌盛、人民健康幸福的事业。巴人文化是宣汉人民的宝贵财富，必须在传承中发展，在巩固中提高，在务实中创新。因此，宣汉县委、县政府高度重视，积极筹建巴人街、巴人文化广场、巴人文化艺术墙，充分挖掘巴乡清酒、巴人风情、巴人神话传说、巴人诗作等文化内容，不但搭建了全民巴人文化交流推广平台，邀请国内外巴人文化研究专家学者举办"巴人文化研讨会"，还进行巴人舞创编，创编融合巴人文化并适合各年龄段和不同环境的巴人舞、钱棍舞，组织培养了众多优秀的巴人舞、钱棍舞的运动员、教练员、裁判员。除此之外，宣汉县委、县政府带领全县人民积极参与巴人文化活动，各种活动精彩绝伦、层出不穷。例如在各种重大节庆日、民俗日展示巴人舞、钱棍舞，各个机关单位举办"巴人风情·健康宣汉"巴人舞大赛活动等。

在深入挖掘巴人文化内涵的同时，宣汉县着力打造"巴人风情·健康宣汉"体育活动品牌，坚持以"全民参与、全民运动、全民健康"为宗旨，积极推出全民健身与巴人文化传承深度融合的健步走、登山和跳巴人舞等活动。一是连续 8 年举办以"倡树新风尚·健康新生活"为主题的元宵节民俗文化活动，组织居民跳巴人舞、钱棍舞，表演太极剑、武术等。二是每年举办"元九登高"传统健身活动，让居民感受传统文化，回味巴人诗作，放飞心情，回归自然。三是结合国家"万步有约"健走激励赛，举办"健康新宣汉，万步我有约"健走活动，有效地将强身健体、休闲文旅、生态康养融为一体。四是宣汉县每两年举办 1 次民俗运动会和农民运动会，大力推进巴人文化运动在基层的开展与传播。

特色彰显优势，特色塑造优势。宣汉县立足本土土家余门拳人才和资源优势，以落实全民健身为载体，积极展开中国武术之乡建设工作。土家余门拳于 2008 年正式进入省级非物质文化遗产名录。为了让土家余门拳得以保护传承且发扬光大，从 2015 年开始，宣汉县每年举办一次余门拳展演活动，截至 2020 年已成功举办 6 届，土家余门拳已成为宣汉县乃至达州的品牌文化活动，成为巴人文化的标志性产物。今后宣汉县还将陆续开展非遗文化进校园、进社区、进景区活动，吸收更多的群众参与练习余门拳，将其融入全民健身活动之中。

无论是发扬巴人文化，还是引导全民健身，都要参与人数多、宣传力度足，否则既达不到预期效果，又无法推广。宣汉县充分利用电视、网络和平面媒体等平台宣传巴人文化系列健身活动。2019 年，宣汉县委、县政府为献礼祖国 70 华诞举办了"舞动中国，舞出中国梦"十万人同跳巴人舞活动，启动"十万人同跳巴人舞，挑战吉尼斯世界纪录"活动，被川报观察、四川新闻网、四川在线、达州网、《达州日报》等多家媒体相继报道。巴人文化走出了宣汉县，全民健身理念亦深入人心，广大宣汉民众在享受巴人文化的同时，充分感受到运动健康带来的欢乐。

三、多措并举，初得成效

宣汉县将特有的巴人元素与武术活动、健走活动、登山运动结合起来，倾力打造具有鲜明宣汉特色的"巴人健康文化"，极大地增强了活动的趣味性和群众参与度，促进了宣汉群众健身活动的开展。截至 2020 年，全县有群众健身团队 365 个，每个健身团队均配有社会体育指导员，每月至少开展一次健身活动。2013年宣汉县慢性病危害因素调查显示，群众经常参加运动的比例为38.23%。2018年慢性病防控社会因素调查报告显示，群众经常参加运动的比例为43.35%，比2013年上升了5.12个百分点。这对宣汉县慢性病示范区建设起到了重要的推动作用，对全省慢性病防控工作起到了示范引领作用。1992年宣汉县因土家余门拳被评为全国武术之乡后，宣汉县代表队参加了历届全国武术之乡武术大赛并获奖。宣汉县推动了巴人文化的发展传承，打造了巴人文化特色品牌。

四、思考

"巴人健康文化"运动，是巴人文化的传承、非物质文化遗产的升华和"全民健康"共享成果的实践。其以轻松愉悦的健康方式分享健身乐趣、交流健身心得、传递健康正能量，具有较强趣味性和推广性。文化传承和全民健康相辅相成、互相促进，只有全民参与，使之常态化、生活化、特色化，才能使文化和健康事业可持续发展，才能使文化传承绵延不绝、健康事业蓬勃发展。百舸争流，奋楫者先；千帆竞发，勇进者胜。目前，宣汉县巴人文化及全面健身理念的宣传力度略显不足。对此，一是要建立常态化宣传机制，充分利用宣传手段和方式宣传巴人文化和全民健身理念，将文旅优势与"巴人健康文化"深度融合，并向社区、村社、机关、企业、校园、景区推进，促进巴人社区文化健身运动在基层开展。二是持续开展以"倡树新风尚·健康新生活"为主题的民俗文化活动和传统健身活动。三是坚持举办好"健康新宣汉，万步我有约"健走活动，促使群众养成科学健身的习惯。四是坚持"文旅靓县"，有效地将休闲文旅、生态康养、全民健身融为一体。

只有坚持健康融入万策，动员全县人民不懈地坚持、不懈地奋斗，才能在百强县创立竞争中脱颖而出，共享新时代宣汉创建成果。

桂国尧，副主任医师，慢性病控制科科长，达州市宣汉县疾病预防控制中心

健康教育及健康促进

　　健康生活方式是减少疾病发生的基础。2019 年国务院发布《健康中国行动（2019—2030 年）》，明确要求实施 15 项专项行动，其中"健康知识普及行动"位列第一位，明确提出了普及健康知识，提高全民健康素养水平是提高全民健康水平最根本、最经济、最有效的措施之一。

　　普及健康知识，把提升健康素养作为增进全民健康的前提，根据不同人群特点有针对性地加强健康教育，让全民普遍具备健康知识、行为和技能，实现健康素养人人有。加强健康教育、宣传引导，提升全民健康素质，倡导大众践行健康生活方式，强调每个人是自己健康的第一责任人，学健康知识、树健康理念、习健康行为。

校园足球蓬勃发展　促进学生健康成长

一、背景

　　青少年的体质健康关乎中华民族复兴的百年大计。《我国青少年体质健康发展报告》显示，中国青少年学生体质健康的多个指标呈现出不同程度的下降趋势。成都市锦江区常住人口 71.93 万，中小学生近 10 万人。2015 年学生体质健康优秀率、良好率仅为 14.48％和 32.47％。为有效提升锦江区青少年体质健康，锦江区坚持将健康融入所有政策，紧紧围绕"健康锦江"建设，以创新推进学校体育改革为契机，从 2016 年起，在辖区范围内持续推进中小学健康促进行动，大力开展校园足球运动项目，将足球纳入各年级体育教学课程中，培养学生对足球的兴趣，让孩子们在充分享受足球运动快乐的同时，实现全面发展。

　　足球运动作为深受青少年喜爱的体育项目之一，与枯燥单调的跑步、课间操等相比，其娱乐性和对抗性更强，能够让青少年的兴趣保持更加持久。足球运动也是法治教育的辅助手段，是培育团队精神、进行集体主义和爱国主义教育的载体。开展足球运动能不断提升学生体质和健康水平。

二、主要做法

　　成都市盐道街小学足球校队一队员家长说，她非常支持孩子参加足球训练，既强身健体，又增强意志。队员说："我可以和朋友们一起踢球，感觉很快乐！我觉得踢足球最大的收获就是友谊、坚持不懈的精神，还有健康的身体。打比赛可以为学校增光，也可以更好地展示自己。"

（一）优化顶层设计，筑牢校园足球之基

一是强化组织领导。全面贯彻落实《中国足球改革发展总体方案》《关于加快发展青少年校园足球的实施意见》等文件要求，由区领导、学校教师、家长、专家组成工作专班，制订《锦江区青少年校园足球活动2021—2023年三年行动计划》，明确了建设"现代足球教育强区"的工作目标。锦江区委、区政府主要领导和分管领导多次调研并召开校园足球改革发展专题研究会，及时研究解决校园足球改革发展中的问题，为推进全区校园足球持续快速发展奠定了坚实的基础。二是强化制度保障。拟定《锦江区校园足球教练员管理办法（试行）》《锦江区校园足球运动员管理办法（试行）》《锦江区校园足球运动员注册办法（试行）》等。全区每所学校每周至少开设一节足球课，校园足球特色学校每周至少开设两节足球课；各学校校长每月、分管行政领导每周必须听一节足球课，并做好记录。同时进一步丰富"锦江杯"联赛等，完善班级赛、年级赛、校级赛的规程，年度比赛不少于2000场次，做到班班有球队、周周有比赛、月月有联赛、年年有竞赛。三是强化经费保障。加大区级校园足球工作专项经费投入，学校足球专项经费占生均共用经费的比例不得低于4%。逐年增加校园足球购买服务学校数量。截至2020年，已投入体育专项资金约3.6亿元，从制度建设、课程实施、师资配备、场地建设、评价考核等方面给予充分保障。四是强化人才培养。注重教师队伍发展，创新设立了"锦江区体育教育突出贡献专项奖"，选派优秀足球教师参加国家级校园足球师资培训，使体育教师感到"有干头、有奔头、有劲头"。

（二）拓展学生运动资源，搭建成长"双保险"

截至2020年，全区已成功创建全国青少年校园特色足球学校（园）21所，全国足球特色幼儿园示范园1所，成都市校园足球特色幼儿园3所，占比位居全市前列。已命名含足球场地在内的12个"锦江区中小学体育教学基地"，学校可根据自身实际情况，选择就近的教学基地，完成教学和训练任务。同时各校通过购买足球服务等形式，为学生提供更加广阔的成长空间，为学生成长搭建"双保险"。

（三）开齐开足开好足球课，促进学生健康成长

锦江区研制了《校园足球教学指南》，构建了小初高一体化的校园足球

教学体系和课程体系，同时，设立"校园足球名师工作室""校园足球项目基地"，实现优质资源引领辐射，高质量推进校园足球教学工作。一是建设"满天星"训练营，训练营以"1＋8＋N"模式进行建设，设1个主营、8个分营、多个校营。选择锦江仁德足球主题公园为主营，分营分别设在成都市三中、育才汇源校区、川师附中外国语、成师附小慧源校区、盐小通桂校区、盐小得胜分校、东光实验小学、沙河堡小学8所学校。全区各学校建立校级训练营，至少要有1个5人制足球场地。二是利用社会足球资源。学校与相邻学校建立关系，与高校合作，签订共享协议，建设"体育教学基地"。三是建设灯光球场。在8个分营和21个足球特色校建设灯光球场。多方位提升校园足球专业水平，让校园足球蓬勃发展，促进学生健康成长。

三、主要成效

（一）校园足球，踢出了完美的锦江答卷

近年来，锦江区代表队分别荣获龙之少年全国青少年足球冠军赛冠军、全国"人教杯"校园足球邀请赛亚军；全区升入省市足球专业学校和足球特长生优质中学100余人，进入北京大学等高校和国家队、国内外职业队近80人；6人入选四川省足球队，连续3年蝉联成都市中小学运动会团体总分第一名，连续2年获得成都市校园足球赛冠军，一等奖数量占比全市第一；成都市马家沟小学获评2020全国青少年校园足球特色学校；2021年1月锦江区获评教育部全国青少年校园足球特色学校、试点县（区）称号。

（二）校园足球，明显增强了学生体质

全区学生体质逐年增强。2019年，全区学生体质健康优秀率较2015年提高了7.4个百分点，良好率提高了9.8个百分点。与2018年国家义务教育质量监测数据比较，锦江区小学生和中学生的肥胖率分别比全国平均水平低5.9个百分点和5.2个百分点，近视率低4.4个百分点和5.3个百分点，身体形态正常率分别高5.0个百分点和3.8个百分点，体能达标率分别比全国平均值高5.7个百分点和11.7个百分点。同时，2020年优秀率达22.02%，良好率达39.90%，合格率达97.56%，位居全省前列。

四、思考

锦江区坚持将健康融入所有政策，持续推进学校体育改革，重构了学校体育健康课程，大力开展校园足球运动，将足球纳入各年级体育教学课程中，培养学生对足球的兴趣，让孩子们在充分享受足球运动快乐的同时，有效全面地提升学生体质健康水平。在下一步工作中，锦江区将积极为学生成长搭建"双保险"，以实现"以球促教，促进学生全面发展"的锦江模式。

一是加强师资队伍建设，提升专业素养水平。在锦江区义务段学校的513名体育教师中，3人担任校级干部，仅占总数的0.5%；32人担任行政干部，占总数的6.2%；22人担任班主任，占总数的4.2%。示范引领作用有待加强，教师工作量大，负担重，专业成长不足。临聘教师流动性大，教学经验欠缺。锦江区将持续引进专业体育教师，加强专业队伍建设，并确保每一个校区都有一名足球专项体育教师，不断推进足球名师工作室建设，建成校园足球专家库。同时开展科学激励，保证体育教师在评优评先、工资待遇、职务评聘等方面与其他学科教师享受同等待遇，确保师资队伍的稳定性和专业性。

二是创新课程设置，深入实施"每天一节体育课"。创设"校园足球项目基地"，引入数字化训练系统，实时监测学生的运动数据和身体情况，及时调整训练节奏和训练强度。为弥补锦江区中小学校场地设施的不足，充分发挥辖区社会力量，因地制宜、扬长避短，依托四川省宇晖仁德体育俱乐部建立"锦江区校园足球竞训基地"和"锦江区中小学校体育教学基地"等，促进锦江校园足球蓬勃发展。

三是保证学生运动健康，打消家长顾虑。进一步加强设施更新和维护，保障学生运动健康。每年聘请专业机构对辖区运动设施进行维护和更新，及时淘汰老旧运动器材，保证学生锻炼频率及运动健康。同时每所学校配备专业校医，积极获取活动辖区社区卫生服务机构支持，及时处理和减少学生运动损伤，保障学校运动健康。

四是培养优秀的足球苗子，促进学生健康成长。持续在3所中小学开展"男生足球苗子"招收和专项训练工作。加强班级、年级、校级足球队的培养，让优秀的足球苗子能得到更加系统的专项训练。组织150余人11个组别参加2021年成都市青少年校园足球选拔性联赛。15人入选成都市校园足球最佳阵容，9人入选四川省校园足球最佳阵容。同时抓好"锦江杯"校园足球系列联赛，场次不少于 2000 场，有效促进 2021 年学生体质健康优秀率、良好率和合格率均稳步提升，学生体质健康水平稳居全省前列。

王莉，副主任，成都市锦江区疾病预防控制中心
周林，科长，成都市锦江区疾病预防控制中心
谢倩，成都市锦江区疾病预防控制中心

广聘教师　重构课程　提升学生健康水平

一、背景

近年来，学校和家长越来越关注体育与健康问题，然而学生体质健康水平仍有待提高。导致这一问题的原因在于体育教师短缺、体育锻炼时间不足、场地设施缺乏、学生对健康知识的掌握不足等。

成都市锦江区人口密度大，中小学生体质健康状况不容乐观，2015年学生体质健康优秀率、良好率仅为14.48％和32.47％。锦江区委、区政府紧紧围绕"健康中国"战略，坚持将健康融入所有政策，以创新推进学校体育改革为契机，在辖区范围内持续推进中小学健康促进行动。2016年9月，在教育部规定的"中小学生每天锻炼一小时"的基础上，锦江区率先在辖区20所学校试点"每天一节体育课"，重构学校体育健康课程，提高学生体育运动兴趣，提升学生体质健康水平。2017年9月在全区所有义务教育阶段学校（含民办）实施"每天一节体育课"。

二、主要措施

（一）强化经费师资保障，助力科学引领

一是政策保障和经费支持双管齐下。设立专项经费，投入2000余万元增聘体育教师；建立体育教师增配绿色通道，配齐配优体育与健康教师。近年来，锦江区新招聘170余名专业体育教师，聘请300余名校外优秀教练员、退役运动员担任兼职体育教师，聘任70余名体育、医疗专业人士兼任学校体育和健康副校长。全区体育与健康教师占比超过10％。二是针对新聘教师经验不足的问题，采用岗前培训、师徒结对、名师工作室引领、专题研讨和网上网下教研等方式，缩短新聘教师的岗位适应时间，缩小能力

差距。

（二）强化场地保障，助力科学运动

一是多元参与，政府相关部门充分发挥主动性、前导性和服务性，摸清区域内社会体育场馆等资源的情况。二是灵活施策，对于已建成的老学校，通过改造楼顶、地下室，开辟更多的运动空间；对于新建的学校，要求必须建设体育馆、体育场、屋顶运动场和地下室等运动空间；同时，学校通过购买服务，利用社会体育场馆等资源，增加校外体育运动空间。三是经费保障，投入 3.6 亿元专项经费，通过改扩建、新建场馆和购买服务等方式，实现学校体育场地场馆补短板、广覆盖，全区中小学体育场地达标率、场馆达标率分别达 100% 和 97%，器械设备达标率均为 100%。

（三）创新管理体系，激发改革活力

一是锦江区委、区政府将"每天一节体育课"试点纳入重点改革项目，出台创新体育教育改革、促进学生健康成长的系列政策和制度，由锦江区教育、卫健、人社、财政、文体、宣传等部门协同推进，积极引导家庭和社会树立"健康第一"的教育理念，支持体育与健康教育改革。二是各学校将"每天一节体育课"列入重要目标和课程体系，排入班级课表，融入校园文化，开发特色项目，积极探索"选项分班""教师走班""分层教学"等新型课堂教学模式。

（四）创新课程体系，打造竞赛品牌

一是以国家课程为主体，创生出"3+1+1""3+2"和"4+1"等课程实施方式，其中的"3"和"4"是指国家规定的"体育与健康"课程，从体育健康知识、体育技能、健康习惯等方面对全体学生进行普及教育。另外的"1+1""2"和"1"等，则由学校根据实际情况，结合学生发展需求，增设特色课程，满足学生个性化需求。二是通过开展"校园运动会""亲子嘉年华""社区运动会"等活动，让每个孩子都动起来。每年举办 1000 多场次"锦江杯"足球、篮球、排球系列赛和趣味体育赛，做到人人有项目、班班有活动、校校有特色，让学生在"常赛"中增强运动兴趣。所有学校均组队参与各级各类挑战赛、国际邀请赛等专项赛事。

（五）创新评价体系，强化考核奖惩

一是改变"唯分数"评价方式，建立起包含身体机能、运动能力、健康知识、健康与卫生习惯、食品营养与安全等 20 余个指标的监测评价体系，每年实施全样本专项监测。二是以"体健达标手册""健康银行卡""健康生活日志"等开展学生体质健康过程评价，纳入学生综合素质评价，同时增加体质健康水平在学校质量评价中的权重。三是召开学生体质健康监测结果解读会，提升家长体育教育指导能力。四是监测结果形成区域报告、学校报告、教师报告、班级报告和学生个体报告，为"每天一节体育课"的实施提供有力的数据支撑和效果实证。五是健全专项督导机制。组织由专（兼）职责任督学、专家责任督学、公众责任督学组成的 3 支督导队伍开展专项督导考核，对取得突出成绩的学校和优秀个人进行奖励，对学生体质健康水平持续三年下降的学校约谈校长。

三、主要成效

（一）学生体质与健康水平明显提升

体育教育改革以来，锦江区学生体质健康水平不断上升。2019 年，全区学生体质健康优秀率较 2015 年提高了 7.4 个百分点，良好率提高了 9.8 个百分点。与 2018 年国家义务教育质量监测数据比较，锦江区小学生和中学生的肥胖率分别比全国平均水平低 5.9 个百分点和 5.2 个百分点，近视率低 4.4 个百分点和 5.3 个百分点，身体形态正常率分别高 5.0 个百分点和 3.8 个百分点，体能达标率高 5.7 个百分点和 11.7 个百分点。

（二）学生体育运动兴趣明显增加，科学运动习惯逐步养成

实施"每天一节体育课"后，内容丰富、形式多样的体育课、体育社团和体育俱乐部吸引了更多学生。学生参加体育运动的兴趣被激发，在专业老师的指导下，学生逐步养成科学运动的良好习惯，促进健康成长和全面发展。成都市教育质量监测数据显示，锦江区中小学生的"沟通合作、承受挫折、心理复原、主观幸福感"等指标均为全市第一。

（三）"锦江经验"在全国获得高度认可

截至 2020 年，锦江区已建成全国体育工作示范校 1 所、全国青少年校园特色足球学校 19 所，中小学生体质健康合格率达到 97%。锦江区探索学校体育课程改革新模式的经验材料获得教育部、四川省教育厅肯定性批示。2019 年 11 月 27 日，"全国中小学体育课程教学改革研讨会"在锦江区召开，全国 160 余名教育专家"取经""锦江经验"。

四、思考

锦江区坚持"两保障三创新"举措，持续推进学校体育改革。在全区全面实施并落实开展"每天一节体育课"，重构了学校体育健康课程，在学生体质与健康水平、体育运动兴趣、科学运动习惯养成等方面取得了实效，形成了"全国中小学体育课程教学改革"的"锦江经验"，并在全国推广。下一步工作中，锦江区将坚持将健康融入所有政策，深入实施"每天一节体育课"。

一是加强师资队伍建设，创新课程设置。持续引进专业体育教师，配齐配强专业队伍，确保每一个校区有 1 名以上足球专项体育教师；协同区文体旅局、锦江校外足球运动基地等抓好体育师资队伍培训，不断推进名师工作室建设，建成校园体育专家库；创新课程设置，创设校园足球项目基地等；加大数字化训练系统的引入，实时监测学生运动数据和身体情况，及时调整运动节奏和强度；同时科学激励，保证体育教师在评优评先、工资待遇、职称评定等方面与其他学科教师享受同等待遇。

二是加强媒体宣传，全面提升影响力。针对当前中小学生肥胖率及近视率上升等现象，结合国家专项监测及防控行动，加大健康知识宣传力度，采取课内外结合、多媒体并重的宣传策略，充分运用微信公众号、微博及电视公益广告等媒介传播健康知识和运动技能，提升学生健康运动的能力。

三是加强健康教育，提高家长重视度。在应试教育压力日益增加的情况下，项目推进过程中会面临家长、学生甚至是部分教师的质疑，随着学生年级的提高，课外活动时间逐步减少，我们需要充分结合社区健康宣传以及健康锦江创建等活动，加大体育健康宣传，让健康的观念深入所有家长、学生和教师的心中，创建全面的运动健康支持性环境，提升学生自觉运动的意识,增加学生课外活动时间,全面提升学生体质健康水平。

王莉,副主任,成都市锦江区疾病预防控制中心
杨颖馨,科长,成都市锦江区疾病预防控制中心
薛蘭,成都市锦江区疾病预防控制中心

为口腔保驾护航　促儿童健康成长

——成都市金牛区儿童口腔疾病综合干预项目工作案例

一、背景

龋病是儿童常见病之一，能引起儿童牙痛，牙龈、面部肿胀，甚至引发高热等。龋病长期得不到治疗可造成儿童偏侧咀嚼，双侧面部发育不对称，还会影响恒牙的正常萌出和发育，对儿童的生长发育造成不利影响。第四次全国口腔健康流行病学调查结果显示，中国居民口腔健康知识知晓率为60.1％，5岁和12岁儿童每天两次刷牙率分别为24.1％、31.9％，因预防口腔疾病和咨询检查就诊的比例分别为40％、43.2％，5岁儿童患龋率为70.9％，12岁儿童患龋率为34.5％。儿童患龋率呈现上升态势，儿童口腔健康不容乐观。窝沟封闭是预防窝沟龋最有效、简单的方法，具有较高的成本效益。

口腔卫生资源配置是影响儿童口腔疾病综合干预项目顺利实施的重要因素。2018年金牛区儿童口腔疾病防治能力现状调查显示，金牛区仅47.82％的基层医疗机构设置了口腔科，且口腔科医生及护士数量不足，学历偏低。口腔医疗资源严重不足导致儿童口腔疾病防治工作开展困难，仅43.47％的基层医疗机构参与过儿童口腔窝沟封闭服务，其余机构因场地、人员等问题不能开展口腔疾病防治工作。加强口腔疾病防治队伍建设，建立口腔疾病防治网络，是提高口腔疾病防治水平的基础。

为降低儿童患龋率，早发现、早干预、早治疗，提升全区儿童口腔健康水平，金牛区自2019年开始在全区范围内针对小学三年级学生开展儿童口腔疾病综合干预项目，通过口腔健康教育、爱牙日宣传、口腔健康检查及窝沟封闭等方式，向学校老师、家长及学生开展口腔健康知识宣传普及工作，引导适龄儿童自觉接受口腔健康检查和干预措施，组建儿童口腔健康教育的长效机制。

二、主要做法

（一）政府牵头，为儿童口腔健康提供保障

在金牛区政府牵头下，金牛区卫健局、教育局、财政局联合制定《金牛区儿童口腔疾病综合干预项目实施方案》，成立项目领导小组、专家组，形成统一的领导体系。领导小组下设项目办公室，负责项目的组织协调、信息收集、整理上报等具体工作。成立金牛区口腔疾病防治指导中心，负责技术培训、指导和督导等工作。

（二）部门协调配合，为项目顺利实施提供支撑

为广泛调动各部门参与学生口腔健康促进工作，教育及卫健部门召开了学校及医疗部门动员部署会，对学校、医院负责人及卫生保健人员进行儿童口腔疾病综合干预项目专门培训，细化工作任务，确保项目顺利运行。社区卫生服务机构结合健康副校长、全国爱牙日、"三减三健"、学生体检等工作，针对学校老师、家长及学生开展口腔健康知识宣传。项目承担机构携带可移动设备，驻扎学校开展工作，取得了学生、家长和老师的信任和支持。

（三）宣传措施到位，为口腔疾病干预营造氛围

1. 统一编发资料，提高宣教质量。

统一印制《健康口腔从保护牙齿开始》《窝沟封闭预防龋齿》《健康素养66条绘本》《个人防龋三部曲》《你会刷牙吗?》《口腔健康全身健康》等口腔健康教育资料，累计发放6万余份。

2. 开展多种形式的宣教活动。

宣教活动是传播口腔健康知识的重要形式。充分发挥教育工作者的职业优势，将口腔健康教育融入学校健康教育课程，更加贴近学生学习和生活，使宣教效果更加深入人心。结合健康副校长、健康教育讲师团进学校等方式对学生开展口腔健康教育讲座，采用图文并茂的PPT、窝沟封闭小视频、牙齿模型等，讲解日常护理牙齿、正确刷牙的方法，帮助孩子掌握正确的爱牙护牙方法，养成健康的饮食习惯。

金牛区项目办、医疗机构、学校等项目参与机构运用网站、科普视频、微信公众号、家长群、家长会和信息发布工具等开展口腔知识宣传教育，为

老师、学生及家长提供技术指导，调动家长参与项目的积极性，使口腔健康知识快速、准确地传达至目标人群。

医疗机构、学校结合"'9·20'全国爱牙日""全民健康生活方式月"开展口腔健康讲座、义诊咨询活动，发放宣传折页、海报，使口腔健康知识深入每一户家庭，营造良好的社会氛围。

（四）扎实开展培训，为提升服务质量充电

1. 专业技术培训。

安排项目人员参加成都市项目办组织的口腔疾病综合干预技术培训，项目医院院内再开展二次培训并进行技术演练、测试，考试合格后才能上岗。针对全区社区卫生服务机构开展项目工作培训，明确职责和任务。项目实施过程中，每两周统计一次项目健康教育、筛查及干预数据，了解项目进展情况，及时查漏补缺。金牛区累计参加市级培训 3 场次，共计培训 40 人，院内二次培训 2 次，共计培训 21 人；开展区级培训 5 次，共计培训 156 人次。

2. 开展分类培训。

建立"医院—学校—家庭"口腔疾病综合防治网络，群防群控，形成健康教育阵线。从政策角度出发，对分管领导、校长进行培训，加强责任意识，对校医、班主任进行培训，教授口腔疾病防控方法；从健康知识和技能角度出发，对校医、学生、家长进行培训，督促学生养成良好的口腔卫生习惯。项目开展以来，分批对学校分管领导、校医（保健老师）、学生及家长进行了多轮政策及口腔保健专业知识、工作方法的培训，累计开展培训 133 场，共 2.5 万人次。

（五）规范项目流程，保证工作质量

项目专家组对项目承担医疗机构及实施口腔检查、窝沟封闭临床操作的医疗机构专业人员资质进行审核。专业人员对学生开展口腔健康检查，筛选出适宜实施窝沟封闭的儿童，按照自愿参与的原则，在家长同意并填写《家长知情同意书》后，按照临床服务规范，进行窝沟封闭操作，健康检查、窝沟封闭完成后以书面形式向家长反馈检查结果及治疗情况。对检查过程中发现有口腔问题的儿童，建议家长积极配合，帮助孩子及早接受治疗。3 个月后对实施窝沟封闭后的儿童进行复查，如果发现脱落，执行封闭的医疗机构免费重新进行封闭。操作（临床操作设备、窝沟封闭材料）严格按照相关技术标准和规范执行，保证工作质量。

（六）强化督导检查，确保项目成效

项目开展过程中，专家小组对各定点医疗机构进行督导检查，通过查看纸质资料、数据分析、现场操作步骤、信息系统数据等，现场指出存在的问题，并督促改正；及时开展项目工作质量评估，组织专业人员对调检查，对发现的问题及时自查和修补；对省、市专家组在项目工作督导考核中发现的问题逐步落实整改，促使项目工作质量稳步提升。

三、成效和经验

（一）建立了多部门合作机制

多部门合作，分工明确，建立长效机制，将口腔健康教育融入学校卫生、健康教育课程，为各项工作的高效和持续开展打下了良好的基础，为儿童及家长学习口腔健康知识和增强自我保健意识提供了平台。

（二）建立了全区口腔疾病防治网络

建立了三级工作网络，各级单位任务清晰，形成了双向和多向互动的工作机制，同时建立"医院—学校—家庭"口腔疾病防治网络，及时反馈儿童口腔健康状况，对接受早期干预和制订健康教育方案提供有力支持。

（三）提高了儿童口腔健康知识水平

随着健康教育的落实和干预项目的实施，儿童口腔健康知识水平得到了明显的提高。口腔卫生知识知晓率从64％上升到100％，每天两次刷牙率从68％上升到97％。

（四）得到了学校老师及家长的高度认可

项目开展以来，金牛区项目办每年组织医疗机构及学校针对老师、学生及家长开展口腔健康教育，健康教育覆盖率达100％，为三年级学生开展口腔健康检查、窝沟封闭，操作完成后以书面形式向老师及家长反馈结果及治疗情况，对检查过程中发现有口腔问题的儿童，建议家长重视孩子口腔问题，积极接受治疗，学校及家长参与口腔健康检查和窝沟封闭的积极性和能动性提高。截至2020年年底，累计开展口腔健康教育讲座、义诊咨询150

余场次，发放口腔健康教育宣传资料 6 万余份，覆盖学校老师、家长及学生 2.5 万余人，为 2.3 万余小学生开展口腔健康检查，完成窝沟封闭 1 万余例。口腔健康检查率从 94.15％上升到 96.91％，窝沟封闭率从 39.88％提高到 47.02％，家长满意度达 100％。

四、思考

通过对小学三年级学生进行口腔健康检查、窝沟封闭干预、复查及多渠道健康教育，金牛区在儿童口腔疾病综合防治方面取得了一定成效，不仅建立了口腔疾病防治队伍、市区两级口腔疾病防治网络，还提高了老师、家长及学生的口腔健康知识水平，也通过窝沟封闭有效预防了儿童龋齿的发生。

在儿童口腔疾病综合干预项目工作开展过程中，我们也遇到了一些问题：一是防治工作尚缺乏有力的政策支持，导致社区卫生服务机构入校开展口腔防治知识宣传活动存在一定难度。二是家长口腔健康知识较薄弱，对龋齿的危害性认识不足，窝沟封闭积极性不高。针对目前发现的问题，下一步工作重点考虑以下几个方面。

（一）加强政策开发

主动向相关部门通报儿童口腔疾病患病率、高危因素流行情况及其对全区口腔疾病防控工作的重要影响，可能对儿童生长发育带来的潜在威胁。积极争取政策对儿童口腔疾病高危人群的口腔检查、干预工作给予实际支持。

（二）进一步深入开展健康教育宣传工作

利用区内媒体，如金牛有线电视台、健康金牛官微等大力开展口腔健康标准、健康口腔核心信息、口腔疾病防治知识等内容的宣传。各医疗单位将口腔疾病防治相关信息纳入日常健康教育工作，利用健康主题日、健康巡讲、义诊咨询等活动，积极开展院内外宣传，提高居民对口腔疾病和高危因素危害性的认识。学校将口腔健康教育纳入健康教育课程，为儿童及家长提高口腔健康知识水平和加强自我保健意识提供有效途径。

余林，公共卫生医师，成都市金牛区疾病预防控制中心

守护青少年健康

——成都市郫都区大中专院校健康教育

一、背景

学生是祖国的未来、民族的希望，是实现中国梦和中华民族伟大复兴的坚实基础，因此，学生的健康至关重要。学生不仅是健康知识的践行者、传播者，也是推动者。成都市郫都区教育资源丰富，辖区有大中专院校共计21所，学生人数超过20万。促进学生健康是"健康郫都"的重要内容。近年来，郫都区学生中熬夜、吸烟、久坐、进食高脂高盐食品、饮用高糖饮料等不健康行为增加，学生健康知识水平亟待提升，健康行为亟待改善。

郫都区自2014年起持续加强学校健康教育与健康促进工作，2014年起开始举办全区高校健康知识竞赛暨健康宣传作品创意大赛。2015年以建设慢性病综合防控示范区为契机，对辖区学校健康教育工作进行了综合统筹和全力调动。2017年正式启动"健康郫都　幸福同行"项目，着力提升全区人群健康水平，进一步加强全区学校健康教育工作。学校开展了形式多样的健康教育活动。郫都区成功举办了七届高校健康知识竞赛暨健康宣传作品创意大赛。

二、主要做法

（一）政策先行，部门各负其责，保障工作有序开展

郫都区以建设"国家慢性病综合防控示范区""健康郫都"为契机，着力实施针对青少年艾滋病防控的"一地一策"策略，以提高学生的健康素养和健康水平。将学校健康教育和健康促进工作纳入政府民生工作目标，与区教育局、区卫健局、各街道、医疗卫生机构、学校签订目标责任书，实行目

标管理和考核，确保健康教育"每周进学校"工作常态化推进，推广健康副校长政策。形成了郫都区有关部门、学校、当地街道办和基层医疗机构"四位一体"的工作模式。政策有力保障，部门各负其责，让学校健康教育工作得到有力推进，健康知识得到全面普及。

（二）提升能力，因地制宜，以竞赛促进高校全面参与

1. 加强师资和志愿者团队培育，不断提升志愿者骨干的健康知识水平和健康传播能力。

郫都区通过培育学校健康教育师资和志愿者团队、发放健康宣传材料和开展专题讲座等形式，不断提升学校健康教育师资、学生志愿者团队的健康知识水平和健康传播能力。目前，郫都区每个大中专院校至少有1名合格教师，学校均成立致力于促进学生健康的志愿者团队，学生志愿者骨干超过2000名。

2. 因地制宜，积极开展学校及周边健康环境营造。

郫都区学校至少有1处固定健康知识宣传栏，大中专院校校内或周边至少安装1个安全套自动取套机，校园广播定期播放健康资讯，利用微信、微博、QQ群等定期推送健康信息。学校周边至少有2处健康宣传标语。同时，区卫健局、区疾病预防控制中心创新思路，打造了多个青少年健康教育基地，形象生动地开展青少年健康教育。成都工业学院建立了青少年健康教育基地，服务内容包括健康知识和文化展示、相关书籍材料、学生活动天地和健康咨询等。

3. 以竞赛带动全区大中专院校参与"健康郫都"建设。

根据青少年健康成长的特点和需求，郫都区在大中专院校中广泛开展高校健康知识竞赛暨健康宣传作品创意大赛，以竞赛促进青少年生活技能、健康知识水平、心理素质的全面提升。2014—2020年，郫都区已连续举办七届高校健康知识竞赛暨健康宣传作品创意大赛，将知识竞赛办成高校间健康教育知识传播和风采展示的一次盛会，通过校内宣传及初赛、复赛、决赛三个阶段，将健康知识宣传覆盖全区所有大中专院校，同时，学生亲自动手创作健康宣传作品，让所有在校学生参与其中，体现学生文化自觉、发展自觉和成长自觉，形成学生自主参与、自主传播健康知识的良好局面，助推"健康郫都"建设。

（三）开展形式多样的活动，持续维护青少年健康

1. 开展形式多样的校园健康教育活动。

充分发挥各大中专院校学生会、青年志愿者协会等团体组织的力量，组织在校大学生志愿者积极开展健康知识宣传活动，开展主题班会、知识讲座、演讲比赛、微电影展播、健康主题海报评选、情景剧表演和同伴教育等多种形式的活动，向广大师生传播健康知识，提高师生健康知识知晓率。

2. 开发强化艾滋病风险意识的系列微电影。

与四川大学合作，开发了6个防艾微电影，主题是学生安全性行为、识别感染风险、学会拒绝、学会寻求检测咨询和消除歧视等。微电影这一表达形式深受学生喜爱，同时微电影由学生团队亲自拍摄和演出，学生对疾病的认知更加深刻，体现出文化自觉。

三、工作成效

1. 通过创新形式开展青少年健康教育，形成了多部门合作的机制，打造了多个健康教育基地，培养了大批健康教育骨干，丰富了健康教育的形式，覆盖了更多的大中专院校学生，受教育人数达20余万人。

2. 郫都区已连续成功举办七届高校健康知识竞赛暨健康宣传作品创意大赛，规模逐渐扩大，得到了区委、区政府的大力支持，省市专家的高度赞扬以及大学生的广泛喜爱。高校健康知识竞赛暨健康宣传作品创意大赛已逐渐成为郫都区健康教育的品牌活动，成为大学生健康知识的学习盛会。

3. 通过大力开展健康教育，学生对全民健康生活方式以及艾滋病、结核病等的知晓率显著提升。全民健康生活方式知晓率达95%以上，艾滋病防治知识知晓率达90%以上，结核病防治知识知晓率达85%以上。

4. 形成了学生自主参与、自主传播的良好局面，营造出"健康行为、健康校园"的浓厚氛围，助推"健康郫都"建设。

四、特色创新

郫都区紧抓当前重大疾病防控工作要点，充分调动辖区内大中专院校学

生积极性，利用好高校资源，让大学生从"被宣传"转变为"我参与"，创新健康教育形式。

谢天，主管医师，科长，成都市郫都区疾病预防控制中心
江秀，主管医师，科长，成都市郫都区疾病预防控制中心

慢性病管理与自我管理

　　随着慢性病成为居民主要死因，进行慢性病管理成为必然趋势，其中，规范健康管理是重点。慢性病管理需要基层医疗机构、大型医院、疾病预防控制中心等各级卫生部门的配合，强化规范诊疗，提高治疗效果，促进医防协同，建立健康管理长效工作机制。

　　慢性病病程长，患者长期或终身患病，所以慢性病患者的管理不能只靠医生，必须提高患者的自我管理能力，包括根据自身情况主动向医生学习慢性病自我管理的知识、技能，知道自己的血压、血糖、血脂、体质指数，调整饮食结构（低盐低脂）等。

　　因此，需要构建多级服务网络，强化基层卫生服务能力，及时为居民提供疾病预防控制等公共卫生服务、常见病及多发病的初级诊疗服务、慢性病管理和康复服务，以实现全流程健康管理。

构建锦江特色养老工程　优化老年健康服务管理

一、背景

　　锦江区是成都市的核心城区，随着经济发展与社会进步，锦江区人口老龄化不断加剧，而"为老服务业"滞后，难以满足老年人群日益增长的医疗、社会服务等需求。锦江区委、区政府始终高度重视卫生健康事业的发展，以建设"健康幸福首善区"为目标，坚持将全方位干预健康影响因素、维护全生命周期健康和防控重大疾病作为工作重点，强化保障措施，实施专项行动，全方位开展养老工程，不断提升辖区群众的健康素养和幸福感。

二、主要做法

（一）强化三大保障，不断健全老龄工作机制

　　一是强化组织保障。将老龄工作纳入锦江区区级目标管理，成立分管副区长任主任，卫健、民政、人社、财政等部门人员为成员的老龄工作委员会，其职责是拟订全区老龄事业发展规划并组织落实，负责推进老年健康服务体系建设和医养结合工程，协调推进全区养老服务体系建设，参与拟订养老服务发展规划、政策和标准，并聘请香港长者安居协会作为养老事业发展顾问。区老龄办设在区卫健局，各街道、社区分别设立老龄工作中心、社区老龄工作站。二是强化政策保障。深入贯彻《中华人民共和国老年人权益保障法》《四川省老年人合法权益保护条例》等法律法规，精心编制《锦江区"十三五"老龄事业发展和养老体系建设规划》，制定《成都市锦江区关于深化养老服务综合改革提升养老服务质量的实施意见》《成都市锦江区关于制定和实施老年人照顾服务项目的实施方案》等政策，使老龄政策体系不断健全。三是强化经费保障。将老龄工作经费和老龄事业发展经费纳入财政预

算，根据老年人数增加情况和实际需求逐年增加财政投入，2019 年安排财政资金 7709.25 万元，撬动社会资金投入 5500 余万元，全力保障老龄工作可持续健康发展。

（二）开展三项行动，不断改善老年宜居环境

1. 开展居家环境美化行动。

一是健全公园绿道体系。以白鹭湾湿地、东湖公园等点位串联推进区域公园体系建设，高标准构建三级绿道体系 137 公里，小游园、微绿地 50 个。二是加强养老设施改造。投入资金 240 余万元，对 2100 余户高龄独居、失能失智的老年人家庭进行适老化改造；多层老旧住宅加装电梯 59 台，有效改善老年人居住质量。三是倡导健康生活理念。2020 年全区累计派发健康生活工具包 187815 户，累计派发率 80.04%。入户调查 2137 户，电话随访 3273 户，调查正确使用健康生活工具 2210 户，健康生活工具包正确使用率 40.85%。

2. 开展身心环境细化行动。

一是关注老年人社会功能健康，扎实开展老年健康教育。坚持把老年健康教育纳入终身教育体系，在区委、区政府的领导支持下，建成 1 所区级老年大学和 16 所街道老年学校。2018 年区级老年大学在校学员突破 1 万人，成为全省继四川省老年大学、成都市老年大学之后的第三所万人老年大学。二是注重老年人行动能力健康，广泛开展老年活动。区文体旅局等相关主管部门新建社区公共文化、体育设施 50 余万平方米，区内公共文化体育场馆免费或优惠向老年人开放。组织成立老年人合唱队等各种文体团队 100 余支，开展老年舞蹈展演、歌唱比赛等活动 200 余场。三是关注老年心理健康。建成区级心理健康维护中心，为失独、空巢老年人群提供心理危机干预和心理援助服务。四是注重老年人生理健康保障，开展老年人免费健康体检。全区 15 家社区卫生服务机构均建立了"健康小屋"，积极宣传老年人健康体检，并为老年人进行健康体检，提供健康咨询等服务，全方位助力老年人身心健康。

3. 开展社会环境优化行动。

一是加强老年人权益保障。健全老年维权工作机制，通过"以案说法"等形式，集中开展老年人权益保障法律法规的宣传工作；发挥 12348 法律服务热线的作用，积极提供法律咨询、家庭纠纷调解等服务。二是加大老龄工作宣传力度。区委宣传部、区卫健局、区融媒体中心等部门充分利用健康云

屏、锦江电视台、《锦江报》等媒体专题宣传老龄工作，组织开展重阳节慰问老年人活动百余次。三是发展关爱老龄志愿服务。区卫健局、区民政局、区教育局等部门积极组织学生以及社区服务志愿者开展空巢老年人上门服务等活动；同时积极实施"乐龄工程"，建立基层老年协会 11 个，让老年人发挥专长，继续参与社会发展。

（三）实施三个工程，不断优化老年健康服务

1. 实施医养结合工程，构建"1+1+1"医养护共同体（居家＋社区＋机构）。

一是重点推进机构医养结合。建成医养结合养老机构 8 家。养老机构与医疗卫生机构签订医疗服务协议率达 100%，通过机构为老年人提供健康服务。二是全面推进居家医养结合。组建家庭医生团队 81 支，推出基础、爱心、个性化三种家庭医生签约服务包，为老年人提供连续性的居家健康管理服务，老年人签约服务率达 70.10%。三是扎实推进社区医养结合。建立家庭医生工作站 117 个，街道社区卫生服务中心定期开展义务诊疗、健康讲座等活动，65 岁及以上老年人免费体检 6249 人，老年人健康档案建档率达 95.38%。四是积极推进安宁疗护全国试点。成都市老年康疗院、锦欣老年病医院和锦江区万厚医院，为疾病终末期患者提供疼痛及其他症状控制、舒适照护等服务，积极探索为患者及其家属提供心理支持和人文关怀服务，帮助患者舒适、安详、有尊严地度过人生的最后时光。

2. 实施慢性病管理工程。

一是以城市医联体建设为重点，深化以四川省第四人民医院、成都市第二人民医院为龙头的医联体建设，建立老年人挂号、就医"绿色通道"，通过"社区入驻"方式构建"零距离"双向转诊机制。二是以中医治未病为特色，建成 9 家示范中医馆和 17 个中医角，打造"成都中医名医馆"等 6 个中医名医馆，引导社会资本参与建成锦江区治未病中心，试点开展高血压和 2 型糖尿病患者中医药健康管理工作，65 岁及以上老年人中医药健康管理率达 36.13%。

3. 实施产业提升工程。

一是发展特色康养产业。建立以锦欣康养、美好家园、万科养老服务有限公司为龙头，老年医院、养老助残中心等为补充的全方位、特色化养老产业体系。锦欣康养获评四川医养（康养）产业领先品牌，锦欣花乡老年公寓获评四川品质养老服务榜样企业。二是深入推进区域合作。以面向四川、辐

射西南为目标，指导茂业百货建设老年用品专业市场。支持鼓励区内优质医疗企业向外拓展，锦欣集团与泸州、内江等市签订合作协议。三是前瞻性布局大健康产业。依托四川大学华西医院、锦欣医疗等优质医疗资源，从控规优化、项目招引和产业培育上布局，全力打造健康医疗功能服务圈。

三、项目成效

（一）织牢社会保障网

一是保基本。积极落实城乡居民养老保险制度、基本医疗保险制度，持续扩大社会保险覆盖面。2019年城镇职工和城乡居民基本养老保险参保率为90%，基本医疗保险参保率为99.2%。二是保重点。创新建立普惠型养老制度，在全省率先发放居家养老服务金，累计发放2.2亿元，惠及6.2余万高龄、困难老年人。三是保特困。依托区社会关爱援助中心和8个街道级中心，为困难老年人实施关爱帮扶196人次，帮扶资金、物资3.92万元。发挥区慈善会作用，开展困难老年人慈善救助活动，募集资金83.09万元，实施救助4422人次。积极开展建档立卡贫困老年人精准扶贫工作，2019年实现特困老年人供养率达100%，贫困老年人脱贫率达100%。

（二）织密养老服务网

一是以居家养老为核心。通过政府购买服务方式，遴选优质定点服务机构，提供医疗保健、物业维修、应急救助等七大类专业服务。几年来定期组织志愿者上门，开展义务保洁、理发、读书等活动2000余次。二是以社区养老为依托。围绕打造"15分钟养老服务圈"，以街道养老服务工作中心为平台，18家社区养老院、89家社区日间照料中心、28个为老服务特色站点、28个社区老年人助餐点等为补充，构建"一中心多站点"服务网络。三是以机构养老为补充。建成养老机构20家，提供床位377张，从供给端发力，不断优化生活照料、健康保健等服务，满足老年人多样化、个性化需求。

（三）织紧智慧养老网

一是信息化促医养融合管理。结合锦江区养老服务金卡实际，在"长者通呼援中心"的基础上，升级建立了"锦江区居家和社区养老综合服务平台",设置关爱地图、补贴发放、服务管理、机构管理等功能模块,实现信息发布、政策咨询、养老服务设施查询、行业组织监管等功能,建立了区级相关部门、各街道、行业组织之间的信息共享机制,构建覆盖全区、统一开放、互联互通、有效互动的养老服务业信息管理平台。全区老年人和245个服务机构已纳入平台管理。该智能服务模式为1.3万户老年人家庭提供24小时五大类30余项"电子保姆"服务,入选全国首批"敬老文明号"名单。

二是政府购买服务促医养融合。结合全区养老服务金卡改革,设置政府购买"4+X"为老服务项目(助餐、助医、助洁、助娱),将助医服务项目列为社区居家养老基本服务项目,扩展中医推拿、康复理疗、就医挂号、居家护理等服务。截至2020年,助医服务11.13万人次,购买服务金额达605万元。

三是医疗机构与养老服务机构结对促医养融合。养老机构与医疗机构结对签约,为老年人提供基本公共卫生服务、诊疗服务和医疗巡诊服务等。鼓励养老机构内设护理站,提供常见病、多发病护理,慢性病护理,康复指导,心理护理等服务。同时,在社区日间照料中心和社区养老服务综合体内设康复室,配备适合老年人使用的健身器材或康复器材,开辟义诊角,为老年人提供健康咨询,测量血压、血糖等服务。

四是关爱老年人项目促医养融合,建成区居家和社区养老综合服务平台。2021年,实施锦江区动态化养老关爱地图项目,通过购买服务的方式,试点为全区352名65岁及以上独居老年人配备智能监护手表,提供实时定位、紧急呼叫、心率监测、血压监测、摔倒报警等居家监护服务。该项目依托社区日间照料中心和智能终端设备,形成养老服务O2O模式,实现线上购买、线下体验的个性化社区居家养老。

五是创新电子支付方式。在全国率先实施养老服务券电子化管理,《人民日报》头版以"养老券,如何用得贴心"为题专题报道了锦江区养老服务养老券电子化管理工作。

四、思考

"为民服务永远在路上,为百姓健康护航是我们不懈的追求。"面对人口老龄化问题,锦江区始终坚持"党政主导、社会参与、全民行动"的原则,根据老年人群特点有针对性地加强健康教育,提高老年人的健康素养,开展健康行为干预项目,加强体检筛查,积极应对人口老龄化。今后锦江区将持续完善养老服务体系，优化老年健康服务管理，加强老年宜居环境建设，创建锦江特色养老服务工程，从生理健康、心理健康、行动能力和社会功能健康四个维度，不断优化老年健康服务管理，以满足日益增长的老年人服务需求，做好老年人健康的守门人，让老年人度过健康幸福晚年。

王莉，副主任，成都市锦江区疾病预防控制中心

周林，科长，成都市锦江区疾病预防控制中心

江珊，成都市锦江区疾病预防控制中心

慢性病管理智能化　提升慢性病患者获得感
——智能化慢性病管理试点项目

一、背景

近年来，成都市蒲江县恶性肿瘤、心血管疾病、慢性呼吸系统疾病和糖尿病等主要慢性病导致死亡的占比超过 75%，过早死亡率超过 9%，以原发性高血压、2 型糖尿病为代表的慢性病已经成为危害蒲江县居民健康的主要因素。基本公共卫生服务慢性病患者管理项目自 2009 年开始实施以来，在全县医疗机构全面开展慢性病患者免费建档、随访、体检等。目前全县发现并纳入健康管理的原发性高血压患者有 1.3 万余人，2 型糖尿病患者有 4000 余人，但尚有多种慢性病未纳入服务项目管理范畴，慢性病患者管理水平差、效率低、效果不佳等问题仍存在。通过调研医院、访谈患者等发现，慢性病管理手段落后、缺乏上下联动密切协作机制、基层医务人员数量与业务水平参差不齐、患者接受服务获得感不高是蒲江县目前慢性病管理工作的主要问题。

为探索医防结合的慢性病综合管理模式，促进大数据和人工智能技术在慢性病管理中的应用，推动慢性病健康管理与国家级慢性病防控示范区建设有机融合，经过国家疾病预防控制中心调研沟通和专家评审，2019 年蒲江县被确定为首批智能化慢性病管理试点地区（全国 16 个区、市、县），成为四川省唯一一个实施智能化慢性病管理试点项目的区（县）。

二、项目实施情况

智能化慢性病管理试点项目由国家疾病预防控制中心慢性病中心指导，蒲江县卫健局负责组织协调，县疾病预防控制中心负责技术支持与评估，县人民医院和两家中心卫生院及两家社区卫生服务中心负责具体实施。

（一）加强慢性病管理队伍建设，建立"三位一体"慢性病健康管理工作机制

建立由卫生行政部门指导的，专业公共卫生机构、综合医院和专科医院、基层医疗卫生机构"三位一体"的，分工合作的慢性病健康管理工作机制。在县卫健局的组织领导下，县疾病预防控制中心成立全县健康管理中心，负责健康管理防控策略、措施的制定和管理效果评估；县人民医院成立慢性病健康管理中心，负责慢性病管理业务技术规范的制定与培训，统筹协调慢性病管理的相关业务工作；基层医疗卫生机构建立慢性病管理工作站，负责按规范和流程落实慢性病健康管理服务。

（二）部署健康管理平台，落实智能化管理手段

县疾病预防控制中心、县人民医院及4家试点基层医疗卫生单位为慢性病患者管理的科室、诊疗室及医生均配备了符合要求的工作电脑，安装"国卫健康慢性病管理平台"及蒲江县基本公共卫生服务管理信息系统。试点单位所有相关人员均在"国卫健康慢性病管理平台"注册账号，实现现有慢性病管理平台与慢性病试点管理平台共同操作。

（三）实施智能管理，实现信息共享

健康管理服务人员通过"国卫健康慢性病管理平台"可以完成慢性病患者/高危群人的五病综合筛查、饮食习惯评估、运动风险评估、心脑血管评估、生活质量评估、糖尿病患者自我效能评估、抑郁症评估、睡眠评估等评估工作，然后根据评估结果制订个性化的健康管理方案，同时结合蒲江县原有的公共卫生管理系统完成慢性病患者的建档和随访管理，以及高危人群的筛查和建档工作，实现慢性病患者和高危人群信息在疾病预防控制机构、综合性医院和社区卫生服务机构之间多方共享。

（四）医患互动，提高患者获得感

1. 健康管理服务人员每次对慢性病患者/高危人群完成评估筛查后以纸质或微信形式向对方出具健康方案，并就健康方案的内容与对方进行医患沟通，提出有针对性的疾病干预意见。

2. 通过"国卫健康慢性病管理平台"的手机端（医生端）"国卫云医"、患者端"国卫健康云"，可实现医患沟通互动，提升患者获得感。患者通过

"国卫健康云",可在"为您推荐"里定期收到最新的健康咨询,同时可在"健康评估"里对自己的健康状况做一些自评,还可以在"自我管理"中定期录入和监控自己的健康指标。医生将自己的二维码发给患者/高危人群,患者/高危人群扫描后即可完成签约。医生通过"国卫云翳",可以查看签约患者/高危人群的名单及信息,给患者/高危人群提供一些指导建议,并给患者/高危人群发送随访提醒。患者/高危人群收到随访提醒后填写随访表单,医生就能收到本次随访的结果。医生还可基于患者/高危人群的最新健康信息、评估结果和健康方案给患者/高危人群开具此次就诊的慢性病管理报告,并将该报告打印后交给对方。

三、项目成效

一是加强了慢性病管理队伍建设,建立由卫生行政部门指导的、三位一体的、分工合作的慢性病健康管理工作机制。

二是通过微信公众号、慢性病管理平台等技术,进行慢性病患者/高危人群的健康管理,建立医患互动的慢性病管理模式,提升居民健康水平。

三是通过慢性病智能化管理服务工具,提高辖区健康管理服务人员的健康管理能力,提升全县医疗卫生机构的健康管理水平。

四是自试点项目实施以来,蒲江县慢性病患者高血压任务完成率自2018 年的 94.54％提升至 100.46％,糖尿病任务完成率由 76.16％提升至100.29％,规范管理率由 78.29％提升至 80.30％,项目对基本公共卫生服务有一定促进作用。

四、思考

本项目在实施中存在一些问题。一是本县经济以农业为主,慢性病患者/高危人群中老年人占比较大,健康素养与知识水平较低,大部分老年人无智能手机,无法参与智能化互动。二是本项目不能带来经济收益,仅有慢性病管理人员按要求使用,参与项目的医院、医生无主动性、积极性。三是县财政经济实力较差,不能提供经济支持。

目前,慢性病健康管理的患者需求和技术需求较高,大多数基层医疗卫生机构的医务人员数量和能力都不能满足群众健康管理需求。智能化管理服务工具的推广使用可以在短期内快速提高基层医疗卫生机构的健康管理能力和水平，提升基层医疗卫生机构的服务效率。实施智能化管理加强了慢性病患者与医务人员的沟通，提高了患者的依从性，提升了患者参与管理的获得感和满意度。本项目值得推广。

曾智，检验师，慢性病科科长，成都市蒲江县疾病预防控制中心

"以人为中心"实施信息化服务智慧医疗建设
推进区域健康高质量发展

一、背景

　　成都市新津区位于四川盆地西部、成都市南部，面积330平方公里，辖8个镇街，常住人口39万，是国家公立医院综合改革示范县（区）和紧密型县域医疗卫生共同体建设试点区（县）。

　　新津区中医医院创建于1950年，开放床位600张，在职职工615人，是国家三级乙等中医院。医院于2020年4月整体搬迁至徐家渡新院区，占地86亩，新增业务用房面积4.6万平方米。通过迁建，政府投入4亿余元资金，极大地改善了医院的设施设备。在实施以医共体建设为重心的医改过程中，新津区中医医院以智慧医疗为重点推进自身服务能力建设，同时实施以"互联网＋区域化"为特色的信息化建设，有效地提升了新津区中医医院医共体的健康服务水平，推进了区域健康高质量发展。

二、主要做法

（一）以移动终端为载体，开展智慧医疗服务建设

　　充分利用现代通信和互联网技术，积极开展智慧医疗服务工作。建设健康新津微信公众号、新津区中医院微信公众号、新津区中医院官网，为智慧医疗服务提供网络服务平台。开展远程挂号、智能导诊、分时段预约、就诊时段提醒服务，让患者在家里就可以进行就医预约，根据预约时段和推送的排队信息到医院就诊。开发了院外、院内导航系统，购置了导诊机器人，患者能方便快捷地找到就诊的地点和诊室。提供了排队叫号、诊间支付、微信平台查询、自助机查询、自助打印、门诊公示、扫码充电等便民服务，让患

者在院内轻松就医。群众可以通过医院公众号进行体检预约。开展了延伸服务，患者在医院微信公众号上预约伤口护理、管道护理、健康咨询、康复训练等项目，医护人员上门服务。新津县全境药品免费配送，患者扫二维码登记配送信息，可随时查询物流情况，使取药不需在院内等候。

（二）以床旁交互系统为载体，开展智慧病房建设

开发床旁交互系统，将餐桌板与平板电脑组合起来，患者在床上就可以利用交互系统，查看、签收检查/检验报告单、每日清单，预缴住院费用，收看健康教育视频和学习养生知识。患者在交互系统上可以填写满意度调查表，进行专项治理举报，可以点餐、购物、叫车并实时支付，可以观看影视娱乐节目，远程探视。

在病区，护理人员利用配置的 PDA 扫描腕带、二维码完成护理查对任务，核对、执行医嘱，录入生命体征数据。建立数字床头卡，将患者基本情况、诊断、医嘱、用药、费用、护理级别、医保类型、过敏药物等情况显示在数字床头卡上。配置护理白板系统，集中显示病区所有患者的基本情况和护理项目。开发临床护理系统，自动生成各种表单。配置生命体征监测推车、移动护士工作站、护理质控管理系统、中央监护系统、移动查房系统、多学科会诊系统。通过智慧病房建设，增强病区的服务能力，进一步将医护人员从繁重的手工书写中解放出来，使其更加专注于医疗服务质量。

（三）探索病区中医诊疗标准化体系，开展智慧中医建设

四川省中医药管理局在医院开展病区中医诊疗标准化体系试点工作，建设六大系统、两个平台，着力为患者提供最佳中医诊疗方案，实现医院"中西并重"的发展战略，强化医院的中医特色和优势。

1. 实现病区中医诊疗标准化管理。充分利用国家中医药管理局制订的中医优势病种中医诊疗方案，通过信息化技术，在医生选定疾病诊断和辨证分型后，自动推荐科室协定的中药处方、中医外治处方、辨证施护处方，让患者享受到同等的中医治疗。中西医有机结合让患者更好地康复。

2. 实现中医治疗过程管理。通过中医诊疗标准化管理系统，对中医治疗情况进行记录和分析，强化中医治疗过程管理。医务人员能便捷地对西医治疗、中西结合治疗情况进行分析，对比治疗效果，开展临床科研。利用临床产生的数据开展中医专科专病质量管理，对疗效进行评价。

3. 推进护理质控体系数字化。自动生成中医护理文书，自动填报护理

质控表格，并通过 HIS 对中医和西医护理情况进行量化和考核，增强考核的及时性和全面性，改变护理人员手工填写纸质文书的工作模式，将护理人员和护理质控人员从繁重的书写工作中解放出来。

（四）按照区域协同的要求，开展智慧医共体建设

医院与 5 家基层医疗机构建立紧密型医疗共同体，以群众健康为己任，按照"人、财、物一体化管理"的原则，建立医共体信息监管平台和业务协同信息系统，从诊疗行为规范、区域业务协同、智慧健康服务着手，努力实现医共体内"管理同质、资源共享、协同发展"。

1. 打造医共体信息监管平台。将医共体成员单位的基本医疗、公共卫生、健康管理等服务的数据整合到医共体信息监管平台，形成统揽人、财、物的医共体管理体系和整合医疗资源、医保资源、绩效考核、质量评价的医共体业务运行体系，建设医共体管理中心数据驾驶舱，助推医共体管理和运行智能化。

2. 搭建五个业务协作系统。建立医共体教学系统、多学科会诊系统、双向转诊系统、处方点评系统、病历质控系统，形成城市大型公立医院、区级医院、乡镇医院三级医疗机构的教育共享、会诊响应、统一质控机制，实现区中医院与成员单位之间双向转诊患者的医疗信息互联互通共享，推动转诊患者治疗、康复、追踪的持续性，推动医共体健康服务有序开展。下级医院医生可以调阅查看转诊患者在上级医院的病历、治疗方案，提升下级医院的医疗服务能力。

3. 构建资源共享中心。建立放射、心电、超声、检验集中诊断中心，将成员单位的放射、心电、检验集中到区中医医院，同时开展超声远程会诊，提升医技检查质量，促进检查检验结果互认。建立健康管理中心，开展"基层＋县级＋名医""全科＋专科"的家庭医生组合签约服务模式，对慢性病实行三色分级分层管理，为高血压、糖尿病、慢阻肺的患者和亚健康人群提供协同的优质签约服务，促进医共体资源集约化。建立标准化消毒供应中心，整合资源，在医共体内集中开展消毒供应业务。

（五）创新健康宣教，开展"健康直播"

设立"健康直播间"，拍摄抖音短视频，以直播创新中医文化传播方式。由医护人员担任主播，向群众宣讲中医知识、养生技能、传统节日、慢性病防治知识，展示如何制作营养膳食、端午粽子、中药香囊。开展公园医院建

设，设立中药植物园，群众扫码可以了解中药知识、中医故事。

三、主要成效

新津区中医医院医共体在医疗信息化过程中，按照"以患者为中心、以员工为核心"的原则，充分利用现代通信网络和信息处理技术，组织实施医疗健康服务，建立了 HIS、LIS、PACS、EMR 等基础系统，逐步完善医院资源管理（HRP）、多学科会诊（MDT）、床旁交互、互联网医院等。这既是时代发展的需求，也是服务群众的需要。通过信息化建设重塑医疗流程，提升服务效率，改善群众就医体验，让患者通过移动终端实现知情自主，在就医过程中少跑路、少排队、少等候。

新津区中医医院将"以人为中心"，提供健康服务作为实现区域群众健康管理的关键环节。大力推进区域影像、区域心电、区域检验、区域供应、互联网医院、区域多学科会诊、区域健康管理中心等信息化建设，实现区域健康管理一体化，健康管理更加到位，群众就医更加方便。

张辉，副主任医师，新津区中医医院院长，成都市新津区中医医院

何毅，副主任医师，新津区中医医院副院长，成都市新津区中医医院

周博，信息系统管理工程师，成都市新津区中医医院

全民预防保健　助推泸州市泸县慢性病患者健康管理

泸州市泸县自 2016 年起通过管理慢性病高风险人群、增加慢性病患者体检项目等手段全面实施全民预防保健项目，提升了居民慢性病防控获得感和满意度。

一、具体做法

（一）实施范围

1. 对象：泸县辖区范围内的常住人口。
2. 时间：自 2016 年起。
3. 措施：规范化体检、标准化建档、个性化管理。

（二）实施内容及步骤

1. 健康体检。
（1）体检形式。
通过集中体检、巡回体检、入户体检等为全体居民开展分类体检。
（2）体检项目。
体检项目见表 1。

表 1　体检项目

人群分类		体检项目	周期
全人群常规体检	0～6 岁	《国家基本公共卫生服务规范（第三版）》	—
	7～17 岁	《中小学生健康体检管理办法》《中小学生健康检查表规范》（GB 16134—2011）	一年一次
	18～34 岁	一般体格检查、血常规、肝功、血脂、空腹血糖、血清尿酸、腹部 B 超、中医药健康指导	两年一次

续表1

人群分类		体检项目	周期
全人群常规体检	35～54岁	一般体格检查、血常规、肝功、肾功、血脂、空腹血糖、尿常规、血清尿酸、心电图、腹部B超、泌尿系统B超、妇科B超（女性）、中医药健康指导	两年一次
	55～64岁	一般体格检查、血常规、肝功、肾功、血脂、空腹血糖、尿常规、血清尿酸、心电图、腹部B超、泌尿系统B超、妇科B超（女性）、胸部X线（正位）检查、中医药健康指导	两年一次
	65岁及以上	一般体格检查、血常规、肝功、肾功、血脂、空腹血糖、尿常规、血清尿酸、心电图、腹部B超、泌尿系统B超、妇科B超（女性）、胸部X线（正位）检查、中医体质辨识	一年一次
慢性病患者/高危人群的针对性体检	原发性高血压	体温、脉搏、呼吸、血压、身高、体重、腰围、皮肤、浅表淋巴结、心脏、肺部、腹部的常规体格检查，口腔、视力、听力和运动功能的判断，同型半胱氨酸（一次），血常规，肝功，肾功，尿常规，血清尿酸，空腹血糖，血脂	一年一次
	2型糖尿病	体温、脉搏、呼吸、血压、身高、体重、腰围、皮肤、浅表淋巴结、心脏、肺部、腹部的常规体格检查，口腔、视力、听力和运动功能的判断，糖化血红蛋白（HbA1c），血常规，肝功，肾功，尿常规，血清尿酸，空腹血糖，血脂	
	血压高值	血压、空腹血糖	
	空腹血糖受损	血压、空腹血糖	

备注：1. 各类人群在一个体检周期内对相同体检项目可不重复进行免费检查。

2. 每位原发性高血压患者只免费检测1次同型半胱氨酸。

3. 为到院内体检者开展泌尿系统B超检查：双肾＋输尿管＋前列腺（男性）＋膀胱，重点筛查结石。

4. 为到院内体检者开展妇科B超检查（女性）：含子宫及周围附件，重点筛查结石。

5. 高危人群体检可结合随访工作一并开展。

6. 有条件的区（县）可根据实际情况增加常见病、多发病的体检项目。

（3）体检流程。

体检流程见图1。

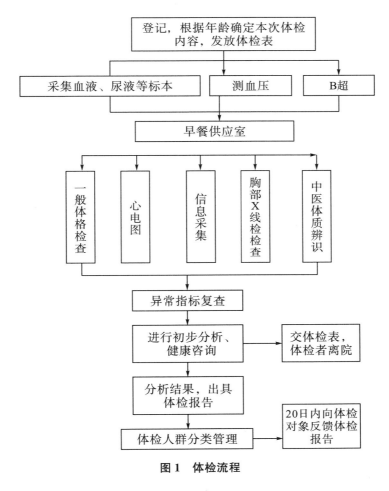

图1　体检流程

2. 建立健康档案。

（1）个人健康档案：同国家基本公共卫生服务项目。

（2）家庭档案：①基本内容。家庭健康档案包括服务联系卡、家庭医生签约服务手册、儿童预防接种证、母子健康手册和体检报告单、中医药健康指导提示卡、健康教育宣传资料、诊疗记录资料、贫困人口就医费用结算单等资料。②建立、保存及使用。家庭医生团队指导居民将上述健康资料有序存放在家庭健康档案袋内保存，以便居民全面掌握家庭成员健康信息，促进预防保健工作。③家庭电子健康档案。乡镇卫生院/社区卫生服务中心通过泸州市全民健康信息系统关联家庭成员个人档案，形成居民家庭电子健康档案。

3. 健康管理。

健康管理见表2。

表 2　健康管理

类别	分类标准	管理目标	管理措施	管理要求
精准管理	三级高血压患者（收缩压≥180mmHg/舒张压≥110mmHg）	防止伤残和促进功能恢复，减少并发症，降低病死率	①精准识别②及时处理③密切监控④强化管理⑤健康指导⑥生活干预⑦目标治疗⑧康复治疗	①经处理后，紧急转诊。②2周内主动随访转诊情况。③转诊治疗控制满意后，每月随访1次，连续3次控制满意则退出精准管理。④尚未控制满意者，每2周随访1次。
	空腹血糖≥16.7mmol/L的糖尿病患者			
	高危孕产妇	早筛查、早干预，安全分娩至产后42天		①及时转诊。②2周内随访转诊情况，按上级相关规范要求进行管理。
	病情不稳定的严重精神障碍患者	防止和减缓疾病发展		①及时转诊。②2周内随访转诊情况。③经转诊治疗病情基本稳定后，每月随访1次，连续3次病情保持稳定则退出精准管理。④病情尚未稳定者，每2周随访1次。
	肺结核患者	提高治愈率，防止传染		强化期或注射期每10天随访1次，继续期或非注射期每月随访1次。
	贫困人口中的慢性病（原发性高血压、2型糖尿病）人群	防止因病致贫、返贫		按照上级相关规范要求管理，每月随访1次。
重点管理	基本公共卫生服务项目规定的重点人群	预防和减少疾病发生，防止和减缓疾病发展	①健康指导②生活干预③定期随访④及时治疗	按上级相关规范要求管理。
	慢性病（原发性高血压、2型糖尿病）患者中的脑卒中高危人群	改善和消除危险因素，降低脑卒中发病率	①健康指导②生活干预③定期随访④先兆识别	与慢性病患者同步进行随访管理，强化脑卒中先兆识别。
	正常血压高值（收缩压130～139mmHg/舒张压85～89mmHg）	预防和减少疾病发生	①及时筛查②加强监测③强化管理④健康指导⑤生活干预	至少每6个月进行1次随访。
	空腹血糖受损（6.1mmol/L≤FBG<7.0mmol/L）			
	血脂异常和高脂血症（TC≥5.2mmol）			
	尿酸高值（≥430μmol/L）			

类别	分类标准	管理目标	管理措施	管理要求
一般管理	全人群	预防和减少疾病发生	①健康指导②生活干预	引导进行自主健康管理。

备注：各类人群健康管理要求遵循就高不就低的原则。

（1）全人群分类：根据体检信息，全县居民分为三个人群进行健康管理。

①一般管理人群：非重点管理及精准管理人群。

②重点管理人群：血压高值人群、空腹血糖受损人群、高胆固醇血症人群、尿酸高值人群、慢性病（原发性高血压、2型糖尿病）患者中的脑卒中高危人群和基本公共卫生规定的重点人群（0～6岁儿童、孕产妇、老年人、原发性高血压患者、2型糖尿病患者、严重精神障碍患者）。

③精准管理人群：三级高血压患者、空腹血糖≥16.7mmol/L的糖尿病患者、高危孕产妇、肺结核患者、病情不稳定的严重精神障碍患者和贫困人口中的慢性病（原发性高血压、2型糖尿病）患者。

（2）明确管理要求。

（3）编制并实施健康管理规范。

针对发现的各类人群编制相应的管理规范，明确干预对象、干预内容、干预要求、干预表格等。目前泸县编制了脑卒中高危人群、血压高值人群、空腹血糖受损人群、高胆固醇血症人群、尿酸高值人群、三级高血压人群等12类人群的管理规范，为全县提供标准化健康管理服务奠定了基础。

（三）保障措施

1. 人力资源。

2018年，泸县成立全民预防保健工作指导中心，挂靠县疾病预防控制中心，承担全县居民预防保健服务的技术指导和质量控制工作。成员包括县疾病预防控制中心、县人民医院、县妇幼保健院、县康复医院等机构的专业技术人员。

2. 财政保障。

泸州市级财政按照7～64岁人群每体检1人95元，常住人口健康管理服务每人每年30元的标准，补助泸县20%的全民预防保健服务经费，其余部分由县财政统筹解决，同时纳入财政预算予以保障。

3. 考核问效。

县政府每年将全民预防保健工作纳入对各镇政府的年终目标考核，县卫生健康局将全民预防保健工作纳入对县级指导机构和各镇卫生院的年终绩效考核。

泸县全民预防保健工作指导中心以县疾病预防控制中心、县妇幼保健院、县康复医院、县中医院的专业技术负责人为主成立绩效考核组，每年第一、第三季度开展工作督导，第二、第四季度进行绩效考核。绩效考核主要通过查阅资料、抽查系统、电话核实、入户测量等方式综合开展，确保考核结果的公平和公正，将"考核结果"和"工作当量"结合，运用"当量法"提高项目补助资金使用效益。

二、工作成效

1. 截至 2020 年，全县累计体检 222.29 万人次。

2. 发现血压高值 7.8 万人，发现空腹血糖受损 3.1 万人，发现血脂异常 7.9 万人，发现尿酸高值 0.8 万人，发现高血压和糖尿病患者脑卒中高风险人群 4.8 万人。将上述高风险人群纳入健康管理，通过每半年开展随访并给予生活方式干预，高风险人群指标降低，转为正常人群。截至 2020 年年底，血压高值退出管理 2.9 万人，空腹血糖受损退出管理 1.29 万人，血脂异常退出管理 1.81 万人，尿酸高值退出管理 0.2 万人。

3. 心脑血管报告发生率由 2017 年的 810/10 万降至 2020 年年底的 680/10 万。心脑血管系统报告死亡数由 2017 年的 2300 例降至 2020 年年底的 1900 例。

4. 3 个慢性病危险因素人群由 2017 年的 9300 例降至 2019 年 6 月的 7100 例，4 个慢性病危险因素人群由 2017 年的 1600 例降至 2019 年 6 月的 1000 例。

5. 血压≥180mmHg 和（或）≥110mmHg 人数由 2017 年的 6900 例降至 2020 年年底的 5200 例；血糖≥16.7mmol/L 或血糖≤3.9mmol/L 人数由 2017 年的 1350 例降至 2020 年年底的 780 例。

6. 慢性病患者满意率由 2017 年的 78% 上升至 2020 年年底的 91%。

三、工作思考

（一）强化质量控制

生产合格的产品需要一条标准化生产线来保证产品数据的一致性，提供一项合格的健康服务同样需要建立一套标准的质量控制体系和质量控制标准。为了全县居民能够得到同样高效优质的健康管理服务，泸县建立了县、镇（街道）、村（社区）三级质量控制体系，编制了《质量控制手册》，同时将质控结果运用到机构以及人员的绩效考核中，保证此项工作长期有效开展。

（二）强化能力提升

泸县慢性病健康管理工作已步入正轨，但居民日益增加的健康需求与全县健康管理人员的能力是不相匹配的，必须进行供给侧改革，提高提供健康服务的能力。目前泸县在积极探索基层健康管理人员"实践＋理论"的培训，实践分为乡镇之间交叉实践、基层健康管理人员到县疾病预防控制中心和县人民医院实践两种方式，既解决工作"接地气"的问题，又解决宏观管理能力不足的问题。理论培训分为慢性病防控培训、慢性病诊疗培训两种，让基层健康管理人员既能医又能防。

（三）强化效果评估

基本公共卫生服务项目已经实施 10 年有余，全民预防保健服务项目也实施 5 年有余，但全县仍然无法准确地回答实施以来有什么效果、有哪些成效等问题。实施任何一项工作都需要评价其成效，慢性病防控乃至示范区的建设同样需要。泸县下一步将积极与院校合作开展科学、客观的成效评估，为后期全县慢性病防控提供科学参考。

熊君，泸州市泸县疾病预防控制中心

慢性病防控进社区　日间照料中心见成效

一、背景

　　随着人口老龄化进程的加快，人民生活水平的提高以及生活方式的改变，疾病谱和死因谱也发生了变化，慢性病成为严重危害居民健康和妨碍经济社会发展的重大公共卫生和社会问题。2017年，宜宾市整合基本医疗服务、基本公共卫生服务、计划生育服务、中医药服务等卫生计生资源，以每两年一次的全市居民健康体检为基础，全面摸清群众健康"家底"，扎实做好健康管理、疾病治疗和健康教育等服务工作。

　　慢性病病程长，流行广，费用高，致死率、致残率高。为进一步提升慢性病防控实效，全面提高基层预防保健服务实效和人民群众健康水平，长宁县长宁社区医院率先试点，在长宁镇洪谟社区安排家庭医生慢性病管理团队进驻社区为社区居民开展健康服务。

二、主要做法

（一）社区主导，解老年人照料困境

　　在社区的主导下，长宁县成立老年人日间照料中心，当务之急是解决老年人（特别是留守老年人）的照料和就医问题。洪谟社区位于长宁县县城中央，属于老城区，有大量退休老年人，且子女多在外地就业，老年人缺少家庭陪伴和沟通交流。于是，社区主导，提供场地，打造了温馨的老年人日间照料中心，各种休闲、娱乐设施设备齐全，使退休在家的老年人聚集到一起，解决了留守老年人孤单的问题，老年人的脸上少了忧愁、多了笑容，有了陪伴。为解决老年人看病难、健康知识缺乏和获取困难等问题，长宁县结合本地实际，在老年人日间照料中心专门设置了医务室，由洪谟社区家庭医生签约服务团队进驻，服务时间固定为每周周三上午。主要工作内容为健康

体检、健康咨询、锻炼指导、用药指导、心理疏导、慢性病管理等。老年人日间照料中心设有小型药柜，能处理一般突发状况，让老年人的就医更方便，让老年人在外工作的子女更安心。

（二）转变服务模式，用"心"服务

老年人日间照料中心医院坐诊模式转变为上门服务模式，不再依靠医院的检查检验设施设备，靠的是医生丰富的临床经验和沟通疏导能力。走进社区，走进家门，深入老年人的生活，倾听他们的诉说，认真解答他们的问题。老年人的健康讲座其实内容很简单，就是高血压的社区保健，老年人整整齐齐地坐满了一屋，很多老年人还带了笔记本。看着老年人认真的眼神，我们意识到了健康科普的重要性。老年人不会上网，不会用智能手机，对道听途说的健康知识也是一知半解。这更加坚定了我们的信心：一定要为老年人服好务。

（三）严格落实连续性医疗服务，让家庭医生真正进入"家庭"

进入社区，进入老年人的世界，直接接触慢性病人群，仔细倾听他们内心的声音，我们第一次切实感受到了专科医生和全科医生的区别。在医院那种嘈杂的环境，老年人很多想说的话没时间说，想问的问题问不出口，怕耽误了别人看病的时间，就医体验是很差的，甚至连给他们看病的医生姓什么都不知道，更谈不上连续性。有了社区医务室后，老年人有什么烦心的事、高兴的事都会跟他的家庭医生说，拉拉家常，而家庭医生给他们的用药指导、健康指导、饮食指导等，有些老年人因为记忆力减退老是记不住，家庭医生就会反复交代，下次去的时候再一起唠一唠，不对的地方再给他们指出来。很多老年人都说："真的是比我们家儿女对我们还要好。"

三、主要成效

（一）引领家庭医生签约服务，医养结合初见成效

洪漠社区老年人日间照料中心的成功设立，使家庭医生签约服务看到了曙光，做宽不如做精，做多不如做急。立即转变家庭医生签约服务模式，设立家庭医生慢性病管理团队，专为社区慢性病人群开展家庭医生签约服务，这是慢性病人群最迫切的需要。

（二）居民就医体验提升，健康意识明显增强

服务模式的转变把家庭医生签约服务带入了正轨，下社区、上门入户、由一及十，居民的疑惑逐渐变为了感激。通过近两年的慢性管理和家庭医生签约服务，人们的健康意识提高了，人们的健康知识增加了。慢性病人群有了自己的家庭医生，有人可问、有病可看、有事可找，不再迷茫。饮食该怎么吃？运动该怎么动？服药该怎么用？急病去哪里看？这些问题都切实得到解决，广大群众给予一致好评。

（三）可及性服务，量身打造个性化健康管理

根据慢性病居民的生活水平、健康状况、身体素质，量身打造服药、饮食、运动方案，不因为经济问题断医断药，真正做到服务可及。长宁社区医院家庭医生签约服务和慢性病管理的经验成果，受到了上级领导的一致好评，其他区（县）的社区卫生服务中心多次到长宁社区交流学习，积累经验，共同进步。2020年，受新冠肺炎疫情影响，老年人日间照料中心暂时关停，服务模式也转为了电话咨询，而随着疫情的控制，日间照料中心再次开放，社区家庭医生团队和老年人在老地方不见不散。连续性不断，依从性不断，可及性不断。

四、体会及思考

当前开展的慢性病管理工作存在一些问题，比如：①社会上的一些虚假宣传，误导人们；②慢性病管理的资金投入不够，部分医务人员积极性不高。③部分慢性病用药费用太高，慢性病家庭难以承受。这些问题都会加大管理慢性病的难度。

通过洪漠社区老年人日间照料中心的慢性病管理工作，我们总结了以下几点经验：①急人之所急。要了解你所服务的人群最急和最需要的东西，抓住问题关键所在，在人们最需要的时候为他们解决问题。②待人以诚、做人为真、与人为善。慢性病人群长年疾病缠身、内心孤独，甚至部分人对生活失去信心，我们必须以真诚、真心为他们排忧解难，取得他们的信任。

巫宏韬，宜宾市长宁县长宁社区医院

高风险人群健康管理

　　慢性病防治的重心由疾病管理向健康管理倾斜，只有做好慢性病健康管理，才能控制住慢性病快速上升的势头。对于还未成为慢性病患者的高危人群，早发现、早诊断是关键。实施早诊早治可以促进慢性病早期发现，有利于及时开展个性化健康干预，保护高危人群。具体措施包括个体关注疾病的早期症状并定期进行体检，医疗卫生机构全面实施35岁以上首诊测血压制度，扩大高危人群筛查干预覆盖面，政府和社会促进各类慢性病筛查标准化等。

　　不同于慢性病防治工作机制的侧重点，健康管理模式应该是个人在前，自我为主，人际互助，社会提供系统支持，政府提供科学指导。高风险人群的健康管理一定要关口前移，努力使群众不生病、少生病，提高生活质量，延长健康寿命。

技术骨干引领"五个1"
助推"老高糖"管理提质增效

一、背景

　　成华区是成都市中心城区之一，常住人口 96.02 万人。社区诊断调查显示，辖区 60 岁以上人口占总人口比例达 22.55%，作为曾经的老工业区，老龄化程度正逐渐加剧。近年来，居民不健康生活方式普遍存在，慢性病患病率和死亡率呈明显上升趋势。老年人往往伴有慢性病问题，居民疾病负担日益加重。鉴于辖区老年人、慢性病患者数量众多，管理难度大，如何有效提高健康管理质量成为全区基本公共卫生服务项目工作中的一大难题。

　　成华区现有 11 家社区卫生服务中心，其常规工作模式是以科长为技术核心，科员执行科长安排，科长的技术能力直接影响工作效果。各单位能力参差不齐，因工作交流机会较少导致信息交流壁垒，区内难以形成"比、学、赶、超"的工作氛围。截至 2020 年，全区慢性病专业技术人员共 118 人（占 14.43%），人员缺口明显，在工作量逐年增加、工作要求日益提高的背景下，工作效率亦有待提高。为加快提升老年人及慢性病患者管理质量，成华区创新工作方式，在各社区卫生服务中心中遴选了一支以科长为主要成员的技术骨干团队作为核心管理团队，在两年的实践中，结合实际，多措齐下，力争在重点项目工作中有新的突破。

二、主要做法

（一）建立 1 个"铁打"的营盘——成立核心骨干团队

　　2019 年年底，成华区疾病预防控制中心在"大学习　大讨论　大调研"活动中积极寻找辖区慢性病综合防制工作中的薄弱环节，寻求突破，经过研究和讨论，决定面向全区社区卫生服务中心征选老年人和慢性病患者管理的技术骨干。此举得到了各社区卫生服务中心的积极响应，社区科科长、业务骨干、质量控制员等一批核心工作人员报名参选。按照自愿、公开、公平的原则，经各社区卫生服务中心选拔、推荐，成华区疾病预防控制中心综合评议，最终确定了 12 名技术骨干。技术骨干都有主动担当、敬业奉献、沟通力强的优秀品质，且均是本单位技术能手，社区科科长占 91.67%。

成华区疾病预防控制中心按照辖区距离、综合实力等因素将 12 名技术骨干划分为 3 个片区团队，每个片区团队由 4 个社区卫生服务中心组成，综合水平相对较高的社区卫生服务中心作为组长单位。组长单位有技术带头、优先对外交流学习、考核加分等优势。在团队管理方面采取动态管理模式，每年根据绩效考核成绩、督导指导情况进行组长单位的重新选拔，并对成员单位进行调整。

每季度组织召开一次技术骨干例会，对最新的工作情况及要求，以及相关经验进行交流。在集中讨论和交流环节，各技术骨干踊跃发言，思维不断碰撞，共享了大量人员安排、质量管控、公共卫生与临床融合互促等方面的建设性意见，促使大家取长补短，切实提升了项目管理质效。

（二）磨快 1 把"技术"的刀——定期组织技术培训

技术骨干作为单位的技术"风向标"，需具备扎实的基本功，能对最新的考核、工作要点做出敏锐反应，其技术实力必须过硬。为了提高技术骨干的业务技能和水平，成华区疾病预防控制中心高度重视技术骨干培训工作，精心制订培训计划，邀请省、市级专家加入授课队伍，并开展培训效果评估。在疫情常态化防控新形势下，创新地采取"线上+线下"相结合的方式，2020 年开展 5 次、2021 年开展 6 次技术培训，培训针对《国家基本公共卫生服务规范（第三版）》技术标准，省、市级考核以及项目执行过程中发现的重点、难点问题。

各技术骨干作为本单位二级培训师资，以高度的责任感和使命感狠抓项目培训工作，结合岗位实际制定培训评估办法，激励职工自主学习，掀起了一股学习的热潮。各技术骨干还积极组织相关人员参与省、市级线上培训，如云鹊医平台国家基本公共卫生服务能力提升在线培训、《国家基层糖尿病防治管理指南》在线培训等。技术骨干参培率及考试合格率均达 100%。

（三）走出 1 条"学习共同体"的路径——开展片区交叉督导

以"知"为基、以"学"为筏、以"行"为桨，方可不折不扣地做到学以致用、知行合一。为了让综合水平较高的单位起到真正的带头作用，并且能够在实践操作中活学活用，成华区疾病预防控制中心决定牵头开展片区交叉督导。首先，协助各组长确定组内定期交叉督导计划，在第一次交叉督导时通过沟通交流，明确各成员单位的目标任务，再对标实施督导工作，后续督导跟进加入"回头看"的内容。各组在每次交叉督导时，通常会花一个小时左右的时间复盘，把督导过程中遇到的问题列出来，详细说明出现问题的原因，最后整理出整改清单。每轮督导结束时，成华区疾病预防控制中心统一组织 3 个片区团队召开总结会，对各组阶段性督导情况进行梳理，确保全区上下同步推进。

同时，拓展督导形式，聚焦重点、难点问题，定期组织技术骨干进行实地考察和参观学习，对老年人体检和慢性病患者随访、患者自我管理小组等工作中的流程梳理、技巧和各部门协调方面进行现场实地交流，发现问题后，共同商讨解决方案。为了开阔各技术骨干的眼界，还定期组织各单位分享本单位经验或赴其他机构学习的先进经验。

（四）跑出 1 个队伍活力的"加速度"——骨干参与绩效考核

绩效考核是管理的一把双刃剑，如何促使基层发力，变被动为主动，值得思考。近年来，成华区将优秀技术骨干纳入区级慢性病相关绩效考核队伍，充分发挥绩效考核对团队整体技能和素质提升的过程监督和引导作用，将绩效考核和学习指导有机结合，经统一培训后的技术骨干"持证上岗"。采取公平、公正的原则，抽取 2 名技术骨干参与考核操作表制定、现场考核、信息化考核、复核汇总等各环节。成华区疾病预防控制中心技术人员参与绩效考核全程质控，促使技术骨干透彻理解考核指标体系，牢固掌握考核指标质控方法。为了让社区卫生服务中心真正了解绩效考核的全流程链，在成华区疾病预防控制中心技术人员的指导下，技术骨干还参与绩效考核报告撰写，对考核存在的问题进行深入思考、总结和提炼，有效提高了管理水平。

成华区创新考核模式，采用"线上＋线下"模式进行实战操作，更加注重日常考核占比，定期抽调技术骨干进行线上考核，结合日常督导开展线下考核，对每个单位的工作情况进行综合研判。同时围绕省、市最新工作要求更新考核内容，适当提升薄弱工作分值权重，力求更细化、更贴近实际工作需求，让社区摒弃为了考核而工作的被动工作模式，以居民感受和认同度为导向转变日常工作思维，主动将老年人管理和慢性病患者管理工作做得更加扎实规范，从而真正提升居民健康水平。

（五）擦亮 1 面自省的"明镜"——定期通报落实整改

只埋头苦干往往事倍功半，唯有在前进的道路上不断"自省"，清楚自身的优势与不足才能抓住问题的关键点，扫清前路的障碍。自 2020 年 10 月以来，成华区卫健局每半月收集一次各社区卫生服务中心的计划表，每月进行基本公共卫生服务项目重点工作进展情况通报，包括各社区卫生服务中心重点指标完成情况、计划制订和实际完成情况、同期工作质效对比等。各社区卫生服务中心根据月度通报情况，横向和纵向对比本单位工作完成情况，不断做出调整，并交送红头书面整改报告。

成华区卫健局定期组织召开社区工作会，各专业机构会上对各项重点指标、当下重点工作进行阶段性通报并提出具体对策。会后，各社区卫生服务中心技术骨干负责牵头系统梳理本单位的重点指标，通过带领团队不断查漏补缺，结合省、市绩效考核要求以及交叉督导建议，调整工作方法、整理工作资料。技术骨干片区团队的组长单位，负责督促本小组成员单位落实整改，大家一起讨论、同步实施、共同进步。

三、主要成效

1. 组建核心技术骨干团队，培育其成为助推老年人管理及慢性病患者管理提质增效的中坚力量，"线上＋线下"相结合的专项强化培训、分片区交叉督导、优秀骨干参与绩效考核、牵头开展内部整改等措施，不仅促使全区培训、督导、考核的工作机制更为健全，营造了"比、学、赶、超"的良好氛围，而且直接提升了各基层医疗单位管理质量和工作效率，并带动全区基层基本公共卫生服务项目团队共同提高，在新冠肺炎疫情常态化防控形势下，基本公共卫生服务项目重点工作推进逆势而上，与 2020 年同期相比，2021 年上半年老年人体检率提升 18.6％，高血压管理率、糖尿病管理率分别增加 6.63％、1.92％，慢性病规范管理率达到指标要求。2021 年，成华区荣获"成都市基本公共卫生服务项目目标完成先进"称号。

2. 基于全部技术骨干组建而成的全区交流互动大平台，以及基于片区小组组建而成的区域小平台，让各社区卫生服务中心的工作沟通不再有隔阂，骨干不仅在各项工作实施过程中实实在在地查出了问题，也取长补短，学到了开展项目工作的好经验、好办法、好技术，达到了在学思践悟中提升履职能力和服务水平的目的。在此期间，各社区卫生服务中心不断创新工作方法，其中龙潭社区卫生服务中心结合新冠肺炎疫情防控形势和龙潭街道的客家文化，开发制作了普通话和客家话两个版本的健康生活方式宣传短视频，推送给辖区居民以及学校、敬老院、写字楼、工业园的上千家企业、工地，不仅对辖区的新冠肺炎疫情防控起到了积极作用，还因势而动，加强与辖区"老高糖"管理目标人群的沟通联系，促使其采取健康的生活方式。这一系列短视频在中国健康促进与教育协会主办的"金孔雀杯"春之声暨"战疫情"健康传播文艺作品评选活动中，从全国19个省（区、市）201家单位报送的472部视频作品中脱颖而出，获得了"组织奖"。

3. 在组织参观学习的过程中，通过先期培育质控落实较好的单位作为带教单位，再组织技术骨干团队现场观摩，共享质控流程细节、人员分工技巧等，使得各单位意识到质控对工作质量提升的影响，形成了适合本单位的质控方法，并真正落实，在人员安排、绩效奖惩、质控流程、现场应急处置等方面进行优化。通过交叉督导查看各单位工作资料，既往常见问题显著改善，重点人群规范管理质量有较大提升，质控痕迹资料较为完善，各单位在督导/考核后提交的整改方案更为可行有效，成华区疾病预防控制中心定期开展"回头看"，发现其整改措施正逐步落实。

四、工作思考

老年人及慢性病患者管理是慢性病防治的重要环节。成华区组建区级技术骨干是一次积极的探索，各技术骨干的学习、工作热情让团队更加坚定了信心，慢性病患者管理质量显著提升，但仍存在以下问题：一是技术骨干考评机制尚待进一步完善，如何通过对技术骨干的系统考评带动个人积极性、推动团队可持续发展成为亟待解决的问题。二是技术骨干的能力不对称，由此带来了督导的差异性。

针对上述问题，成华区制订了如下计划：一是加快完善技术骨干考核评估机制，推行"三级"考核方法——通过自我评分、组内测评、综合评分三种方式对技术骨干进行全面测评，推动居民建档、老年人及慢性病患者技术骨干队伍建设，促进基本公共卫生服务质量稳步提升。二是针对重点工作、难点问题开展精准化技术培训，优化交叉督导模式，提高督导考核效率和人员积极性，并充分发挥片区间竞争和辐射作用，扎实推进技术骨干片区互助帮扶，督促各帮扶片区落实工作，加快团队成长。三是提升工作人员服务能力，借助新媒体，突破传统宣传方式，由技术骨干成员单位"一单位一主题"分别制作 65 岁以上老年人体检、慢性病健康管理等重点项目的宣传小视频。全区联合推出基本公共卫生服务项目系列宣传作品，在各级、各类媒体广泛推广，扩大项目宣传覆盖面。

王雪，成都市成华区疾病预防控制中心

创新思维

改革创新是动力。四川省一直倡导慢性病综合防控工作应该与当地社会、文化建设和公共服务、公共产品供给相结合，开展有特色、可推广、可复制的实践工作。

目前需要发展和完善的地方很多，包括：完善监测评估体系；推动适宜技术应用、科技成果转化；建立以社区为基础的慢性病防控试点项目并带动慢性病防控工作；落实慢性病防控"五五策略"，即心血管疾病、慢性呼吸系统疾病、癌症、糖尿病、精神卫生问题五类疾病和不健康饮食、烟草使用、空气污染、有害使用酒精、缺乏身体活动五类危险因素；统筹社会资源，创新驱动健康服务业发展；动员社会力量开展防治工作，促进医养融合发展；推动互联网创新成果应用；创新健康服务模式，提高管理效率等。

由点及面 探索糖尿病健康教育全方位
立体传播的新模式

一、背景

成都市龙泉驿区常住人口 134 万，其中 15～59 岁人群占比 71.56%，糖尿病易患人群多，预估患者人数约 11.2 万。研究表明，糖尿病与社会环境因素、个人生活方式等密切相关。2020 年龙泉驿区居民健康素养水平为 25.3%，糖尿病知识知晓率仅为 60%，低于成都市的平均水平。采取多种形式的健康教育方式是控制糖尿病的必要手段，探索行之有效的糖尿病防控的健康教育模式迫在眉睫。

龙泉驿区自 2012 年创建国家级慢性病综合防控示范区以来，建立了完善的政府协调机制、良好的健康支持性环境、稳定的慢性病防控队伍，并制定了先进的健康促进措施。根据《健康中国行动（2019—2030 年）》《"健康四川 2030"规划纲要》《健康成都（2020—2030 年）专项行动方案》等文件要求，龙泉驿区政府制定了《健康龙泉驿专项行动方案》，为区健康教育事业发展提供了重要政策支持。方案实施以后，龙泉驿区逐步开展城市"健康细胞"工程建设，通过建设一批"健康企业""健康学校""健康街道""健康村社区""健康家庭"作为标杆，积极发挥健康示范引领作用，形成了浓厚的健康氛围，培养了一批健康教育人才，总结了一套健康促进措施。2018—2020 年，龙泉驿区以"中国健康知识传播激励计划（城市改变糖尿病）"项目为平台，充分利用主题宣传日、新媒体宣传阵地、健康直通车、健康支持性环境、社区慢性病患者自我管理小组、健康工具包等多个宣传平台，采取多种宣传方式大力开展糖尿病健康知识宣传活动，取得良好成绩，为慢性病健康教育模式提供借鉴和参考。

二、主要做法

（一）依托全区战略部署，打造宣传管理平台

一是龙泉驿区建立健康教育联络员机制，构建完善的健康教育工作网络，将公众健康教育效果评价纳入基本公共卫生服务年度考核。二是将健康元素融入公园城市建设。龙泉驿区借助成都市"中优、东进"主体功能区战略部署，围绕"一山一芯两湖、五带五轴五廊多点"规划，开展龙泉山城市森林公园和区域湿地、绿道体系建设工作，营造健康、生态、绿色的支持性环境，并在洛水湿地公园、汽车公园、龙泉山健身步道等场所打造健康氛围，建设健康绿道。三是借助健康城市建设和爱国卫生运动，构建完善的健康教育网络，网络覆盖村社区、街道、企业、机关事业单位、医疗卫生机构、学校、社会组织等，组建区级健康科普专家库，建立健康课堂巡讲制度，设立社会健康指导员，建设健康知识传播队伍。四是在社区党群服务中心、农贸市场、医疗卫生机构、村卫生站建立健康教育科普宣传栏。

在糖尿病健康教育方面，龙泉驿区构建了"1+1+N+n"医联体，深入推进分级诊疗制度建设，规范糖尿病早期筛查、早期诊断、早期治疗、早期管理。发展"互联网＋医疗健康"，借助远程诊疗技术共享区内优质医疗服务，通过手机智能终端，完善糖尿病患者健康管理功能，实现群众健康的"指尖上的管理"。通过多角度、多维度的立体糖尿病宣传和管理，打造糖尿病预防和控制的新高地，进一步实现糖尿病患者全程规范管理。

（二）进行多形式健康传播，编织无缝宣传网络

1. 健康环境造氛围。

依托国家慢性病综合防控示范区健康支持性环境建设，科学规划健康主题公园、健康步道、健康一条街，打造"健康社区""健康企业""健康餐饮"，宣传包括糖尿病在内的慢性病防治知识，为辖区居民提供方便可及的支持工具和场所。"健康社区""健康企业"植入健康自助检测点，"健康公园"设置糖尿病风险自测转盘，健康步道、健康知识长廊展示居民健康素养66条、吃动平衡健康小贴士，更新健康一条街宣传栏，张贴"糖尿病早知道"二维码，方便市民扫码自测，了解自身健康指标和风险，进一步普及糖尿病等慢性病的防治知识和健康生活方式，实现糖尿病防治公平可及和群众

受益。

2. 主题日宣传造势。

充分利用各类卫生主题宣传日，开展健康宣传。2019 年结合"11 月 14日联合国糖尿病日"主题宣传，启动"中国健康知识传播激励计划（城市改变糖尿病 2019）"项目。由龙泉驿区卫健局牵头，龙泉驿区疾病预防控制中心、四川大学华西医院龙泉医院，联合平安卫生服务中心、仁爱卫生服务中心、航天社区卫生服务中心在龙泉驿区桃花仙子广场开展主题宣传义诊活动。通过悬挂横幅标语、放置宣传展板、发放宣传资料和礼品、咨询义诊等方式，宣传糖尿病防治知识。四川大学华西医院龙泉医院组织大型义诊活动，对糖尿病的预防和治疗开展专业咨询。同时鼓励市民通过扫描"糖尿病早知道"二维码进行 1 分钟自测 2 型糖尿病风险。龙泉驿区新闻媒体全程实时跟踪报道。各社区卫生服务中心、镇乡公立卫生院的医务人员也在全区各个社区广场、居委会等人群聚集地开展宣传活动，为群众免费检查血压、血糖。全区共设立宣传点 17 个，发放"糖尿病早知道"工具包 5000 余份，发放宣传礼品 536 份，为 725 余名群众提供免费测量血压服务，596 人免费测量血糖，878 余人接受义诊，面对面接受宣传 1906 人次。

3. 新媒体宣传扩面。

创新形式和载体，提升宣传效果，充分利用广播、电视台、政府网站、报纸等大众媒体开展线上宣传活动，宣传糖尿病防治知识。通过移动、联通、电信部门向市民发送"'中国健康知识传播激励计划（城市改变糖尿病 2019）'——糖尿病早知道、早日筛查、知行合一、健康有道"宣传短信。通过微信、微博、抖音等新媒体平台推送糖尿病防治知识、"糖尿病早知道" 1 分钟自测 2 型糖尿病风险工具包二维码，开展线上糖尿病风险自测以及糖尿病知晓率调查。同时，影响力强的龙泉驿广播电视台互联互通，形成多平台、立体式的新闻传播链条，让活动信息在全区快速传播，产生了数倍叠加的宣传效应，覆盖人数达 90 余万人。

各基层医疗机构也利用家庭医生群、糖尿病自我管理小组群等开展糖尿病防治知识宣传，官方公众号发布推文 11 次，微博发布推文 6 次，推文阅读量 20000 余次。

4. 健康直通车宣传到位。

健康直通车是龙泉驿区面对群众开设的健康知识普及课堂，由龙泉驿区卫生专家进行健康知识的科普讲授，并依托基层医疗机构公共卫生人员和社区全民健康生活方式指导员进机关、进社区、进校园、进企业、进工地、进寺庙开展全方位健康知识宣传。项目活动期间，龙泉驿区共开展糖尿病防治主题讲座 30 余次，讲座内容涉及糖尿病的危害、糖尿病的预防、用药和饮食注意事项等内容，讲座参与人数达 1500 余人。

5. 自我管理变观念。

项目活动期间，龙泉驿区依托慢性病（高血压、糖尿病）自我管理小组，积极开展内容丰富的"糖尿病自我管理小组宣传活动"。龙泉驿区各糖尿病自我管理小组共开展题为"糖尿病健康饮食知识""糖尿病与胰腺""糖尿病足的预防"的宣传活动 20 余场，覆盖糖尿病患者及家属 1000 余人。通过糖尿病自我管理小组的宣传活动，广大糖尿病患者积极接受糖尿病健康教育，学会自我监测，并表示在以后的生活中科学饮食，合理运动，转变不良生活方式，规范服药，提高糖尿病的自我管理能力。

6. 工具使用改行为。

项目活动期间，龙泉驿区以家庭为单位向市民免费派发健康生活工具包，以此为契机倡议广大市民"减盐限油"，养成健康的饮食习惯和生活方式，预防和减少慢性病（糖尿病）的发生。每一份健康生活工具包均包含一个环保袋、一个控油壶、一个 2g 控盐勺、一个 6g 控盐勺和一份健康生活工具包使用核心知识点宣传册。通过居民家庭健康厨艺比赛、合理膳食健康教育课等多形式的健康教育和健康促进行动，推动全民生活方式转变。

三、主要成效

龙泉驿区开展全方位、多形式、有针对性的糖尿病健康教育宣传活动，收效颇丰。主要成效有以下几点。

（一）提高健康知识知晓率，消除高危因素危害

通过多形式、全方位地普及糖尿病的健康教育知识，显著提升了辖区居民对糖尿病的认知，相关健康知识知晓率从 2017 年的 60.15% 提升到 83.50%，打开糖尿病防治工作"知信行"的良好开局，及时消除糖尿病危险因素对健康人群的危害，切实贯彻治未病的大健康理念。

（二）依托项目平台，提升慢性病防治效果

项目宣传工作与辖区多项糖尿病防治措施双线并进，特别是在基层糖尿病医师培训及患者自我管理小组中开展形式多样、内容丰富的糖尿病健康知

识传播活动，助力患者与医生有效沟通，极大地增加了患者的治疗依从性，配合糖尿病防治措施，提高糖尿病患者有效医疗的可及性，辖区糖尿病规范管理率和血糖控制率等均有显著提升。基层糖尿病防治能力的提升及患者与家庭医生的沟通渠道的建立，不仅增强了糖尿病防治效果，也惠及其他慢性病患者，甚至提高家庭医生签约率，使慢性病防治提档增效。

（三）助力提高期望寿命，助推打造健康龙泉

糖尿病对健康期望寿命的影响是不可忽视的。龙泉驿区通过有效实施三级预防策略，减缓健康人群到糖尿病高危人群到糖尿病患者的进程，助力期望寿命的提高，助推打造健康龙泉、宜居龙泉。

四、思考

龙泉驿区在推进"中国健康知识传播激励计划（城市改变糖尿病）"项目工作中，不断摸索符合区情又行之有效的工作方法，逐步积累了一些工作经验：一是紧密依托政府城市建设规划，有效落实健康惠民利民政策，增强居民幸福感以及对政府的信任感。二是采取各个年龄段喜闻乐见的宣传手段，传统媒体与新媒体相结合，针对不同文化程度的人民群众开展有针对性的健康宣传，提高糖尿病健康知识普及率，提升高危人群和患者的健康生活技能，降低家庭和社会的疾病负担。三是注重宣传方法，引入现身说法、榜样教育等科学方法，增强患者自我管理意愿和信心，鼓励与关怀患者和家属，促进其养成健康行为与生活习惯。

我们在工作中也面临许多挑战。一是健康教育科普形式单一，当前年轻人群对健康知识的需求增加，但对健康科普形式要求较高。在年轻人关注的互联网、抖音、知乎等平台，难以形成有效覆盖。龙泉驿区当前主要借助区级平台，以健康公众号、电台节目和健康科普讲座的形式开展健康教育，难以覆盖全区的年轻人群。二是"健康细胞点位"难以维持，已创建的 36 家"健康细胞点位"缺乏长效维持机制，部分单位健康支持性环境缺少维护，居民健康素质和健康生活方式难以维持。三是健康与文体融合有待加强。将健康处方融入体育活动，将健康生活方式融入当地文化，借力文体传播，是推广健康教育知识的有效手段。

今后，龙泉驿区将把项目经验推广到其他慢性病健康教育实践工作中，坚持"多个宣传平台、多种宣传方式、多样宣传工具"的"三多"原则，结

合信息化手段，创新宣传模式和手段，大力宣传慢性病防治知识，普及科学健康生活方式；加强体医融合建设，试点运行运动健康管理项目，探索体医融合的适宜运动健康管理模式；推进全民健康生活方式行动，继续深入开展"三减三健"专项行动，开发标准健康处方，推广适宜技术和工具，全方位、全生命周期维护和保障人民群众的健康。

江涛，副主任医师，工会主席，成都市龙泉驿区疾病预防控制中心

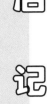

后记

　　健康是促进人全面发展的必然要求，是经济社会发展的基础条件，是民族昌盛和国家富强的重要标志，也是广大人民群众的共同追求。我国人民的期望寿命不断增加，但仍面临多种疾病和健康问题，尤其是患病率快速上升的慢性非传染性疾病（简称慢性病）。各地都在积极探索如何阻挡慢性病患病率的不断上升。按照党中央、国务院出台的关于慢性病防控的系列重要文件精神，在四川省委、省政府的坚强领导下，在四川省卫生健康委员会的直接关心和指导下，四川省疾病预防控制中心全面贯彻落实慢性病综合防控工作，不断优化防控政策和机制，逐渐形成了"政府主导、部门联动、专业支撑、全民参与"的工作模式，并取得了一定的防控成效。

　　为反映四川省在慢性病综合防控中的工作探索，经认真考虑，我们决定编写

"四川省慢性病综合防控示范案例精选"丛书。希望该丛书能展现四川省在慢性病防控政策开发、慢性病相关危险因素控制、健康支持性环境建设、健康教育及健康促进、慢性病管理与自我管理、高风险人群健康管理、创新思维等方面的优秀做法；展示从政府到全社会，通过多级联动，共同营造慢性病综合防控氛围，形成示范性慢性病综合防控的过程。除了分享案例经验，四川省疾病预防控制中心还将不断为各级同仁提供慢性病防治适宜技术和规范化健康教育素材，并且为政策制定提供专业支撑。

　　该丛书适合公共卫生政策制定者参阅，适合从事慢性病防控工作的同仁借鉴，也适合公共卫生专业的学生扩展学习。锲而舍之，朽木不折；锲而不舍，金石可镂。让我们以此共勉！

王　卓

四川省疾病预防控制中心

慢性病相关危险因素控制

实施国民营养计划行动　提高全民营养健康水平

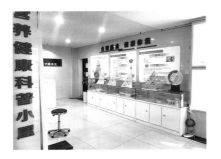

营养健康科普小屋

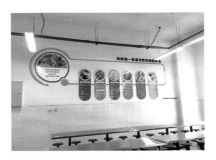

营养食堂

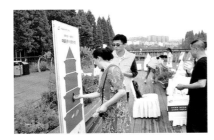

强化互动，创新宣传形式

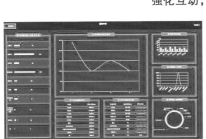

学生餐营养摄入评估信息化系统

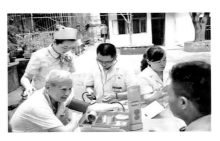

家庭医生＋家门口的营养师

多措并举 推进学生人群营养改善行动

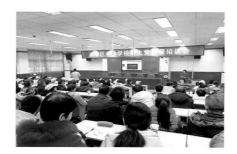

学生营养餐培训会

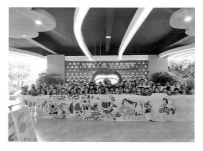

营养进校园活动

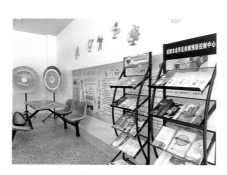

健康食堂打造

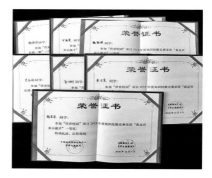

国家级营养校园竞赛获奖

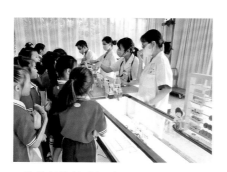

营养科普基地趣味实验活动进校园

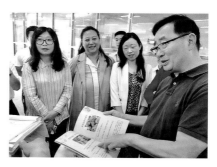

国家卫健委食品司调研

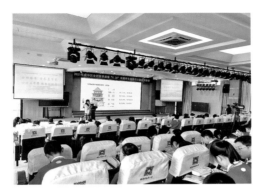

营养主题日宣传

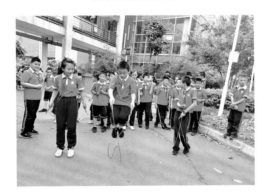

学生花样跳绳

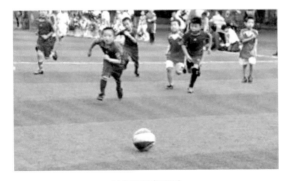

校园足球活动

实施"红领巾专车"行动　减少儿童伤害发生

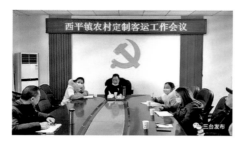

召开协调会议

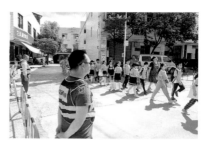

安全保障

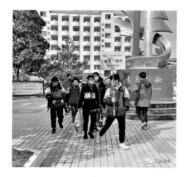

红领巾专车

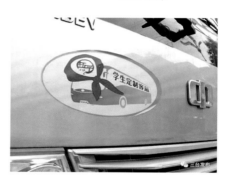

公交专线

❯❯ 健康支持性环境建设 ❮❮

健康主题公园　健康理念变迁促进慢病防控

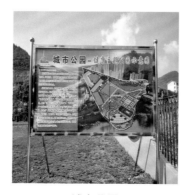

城市公园

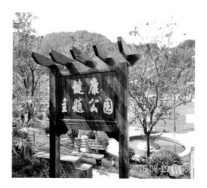

健康主题公园

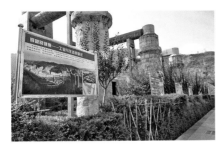

工业与生态的变迁

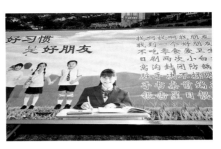

青少年知识长廊

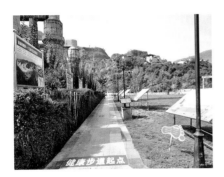

健康步道

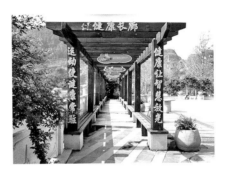

健康走廊

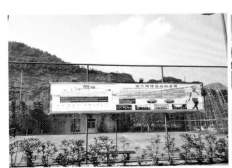

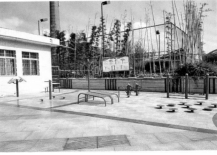

群众健身区

创建健康村落　共建共享新农村

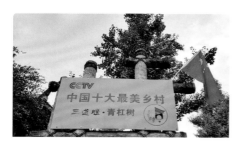

青杠树村获得"中国十大最美乡村"

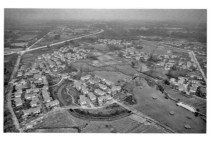

青杠树村优美的环境

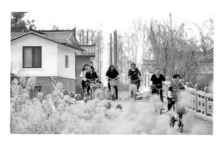

村民在美丽的青杠树村骑行

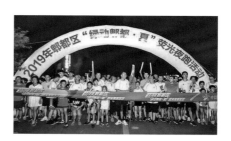

青杠树村荧光夜跑活动

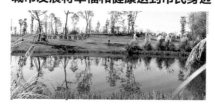

《成都日报》对青杠树村的报道

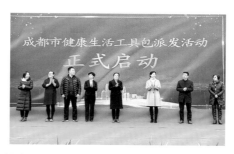

成都市健康生活工具包派发活动启动仪式在青杠树村举行

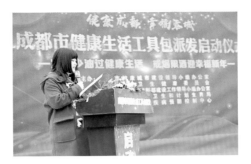

青杠树村村民现场发出健康生活方式的倡议

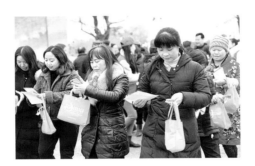

青杠树村村民现场领取健康生活工具包

营造健康新场景　共建"健康青羊"生活名片

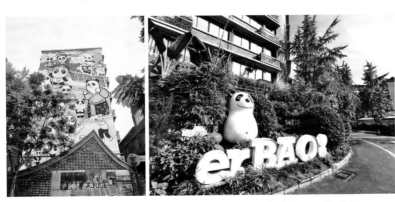

"熊猫步道"——旧城改造融合文化健康元素建成网红打卡地

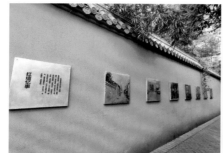
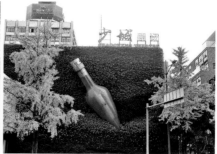

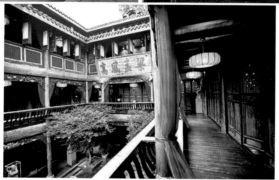

"成都印记"——将文创和历史融入街区旧城更新

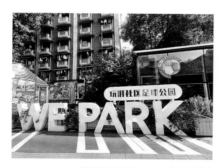
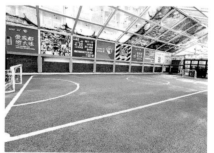

"智慧体育"——利用城市微空间建设的智慧足球乐园

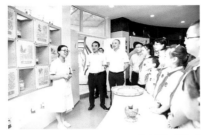
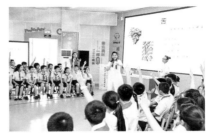
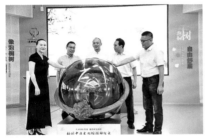
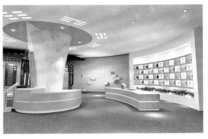

"校园中医馆"——让国医精髓在青少年中传承与发展

打造川西健康林盘　助力乡村振兴发展

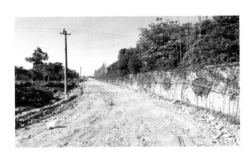
安西镇改造前

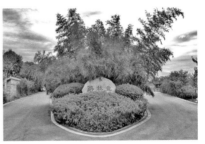
安西镇改造后

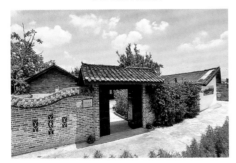
健康家庭

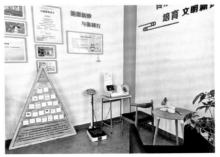
月花村健康教育基地

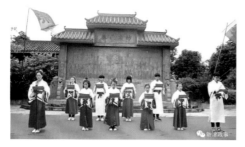

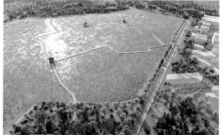

秦氏祠堂清明活动　　　　　　　　　　　环湖绿道

传承巴人社区文化　谱写全民健身新篇章

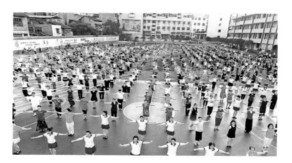

宣汉巴人舞比赛

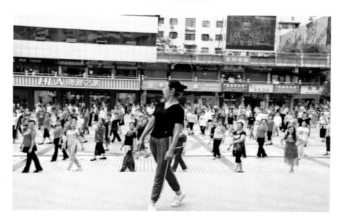

社区巴人舞活动

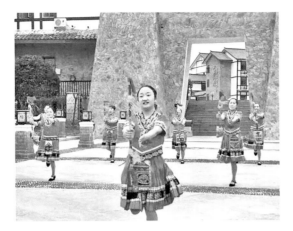

巴人钱棍舞

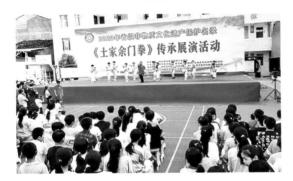

土家余门拳展演

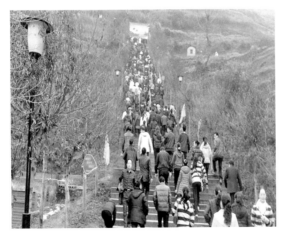

元九登山活动

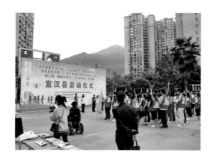
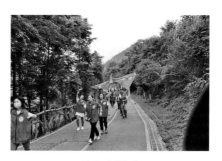

"健康新宣汉，万步我有约"启动仪式   健步走活动

健康教育及健康促进

校园足球蓬勃发展　促进学生健康成长

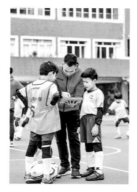
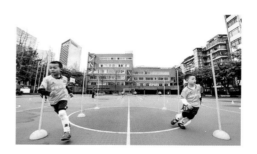

教师为孩子们讲解足球   日常体能训练

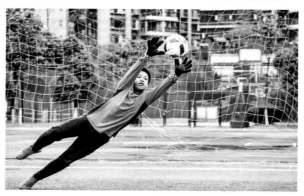

校园足球

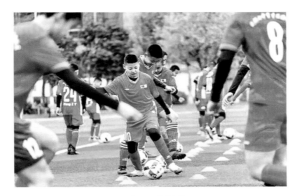

日常足球训练

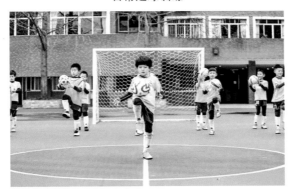

足球综合训练

广聘教师　重构课程　提升学生健康水平

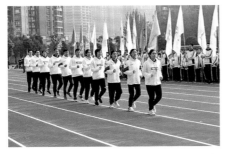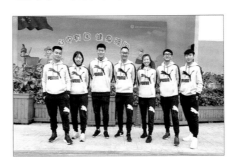

强化师资队伍保障

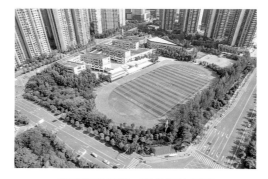

新建运动场馆，强化场地保障

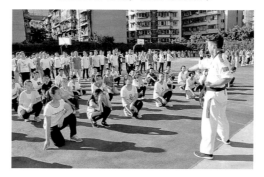

开展每天一节体育课

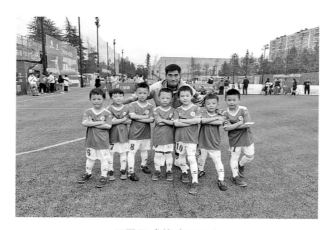

开展足球篮球系列赛

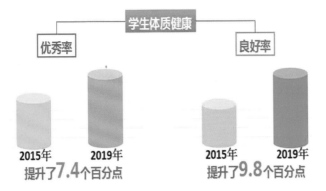

体质健康数据对比

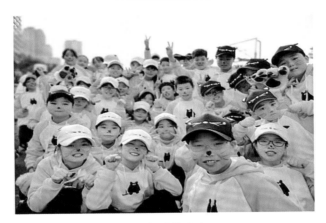

开展趣味体育赛

为口腔保驾护航   促儿童健康成长

成都市金牛区卫生健康局
成都市金牛区教育局 文件
成都市金牛区财政局

金牛卫健发〔2019〕17 号

成都市金牛区卫生健康局成都市金牛区教育局
成都市金牛区财政局关于印发《金牛区
2019 年儿童口腔疾病综合干预项目
实施方案》的通知

区疾控中心、项目医疗单位、各小学：

现将《金牛区 2019 年儿童口腔疾病综合干预项目实施方案》印发给你们，请遵照执行。

附件：金牛区 2019 年儿童口腔疾病综合干预项目实施方案

金牛区卫生健康局、教育局和财政局联合发文开展项目工作

16

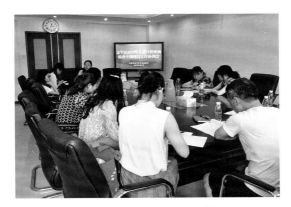

儿童口腔疾病综合干预项目协调会

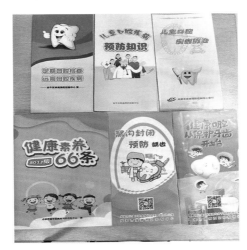

口腔宣教资料

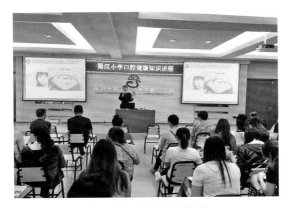

学生家长口腔健康教育

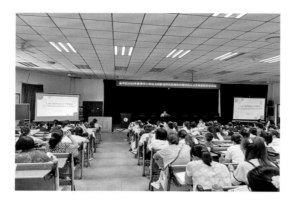

学校分管领导、校医口腔相关知识培训

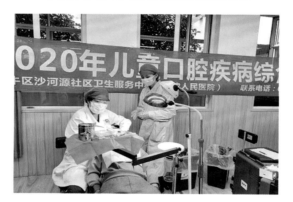

医疗机构入校进行窝沟封闭

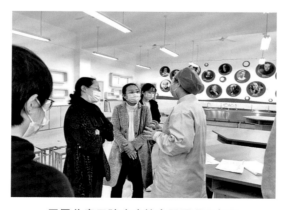

开展儿童口腔疾病综合干预项目督导

守护青少年健康

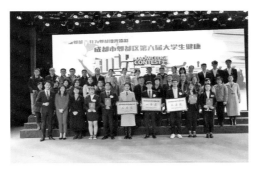

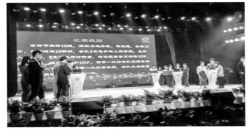

成都市郫都区第六届大学生健康知识竞赛决赛现场

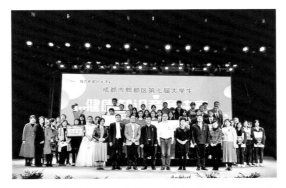

成都市郫都区第七届大学生健康知识竞赛决赛现场

"以人为中心"实施信息化服务智慧医疗建设
推进区域健康高质量发展

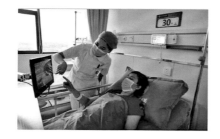

床旁交互系统

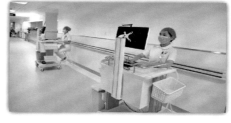

移动护士站

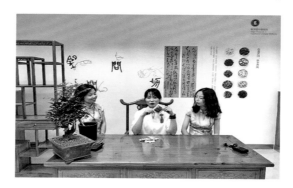

健康直播间

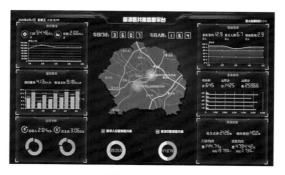

医共体信息管理平台

高风险人群健康管理

技术骨干引领"五个 1"　助推"老高糖"管理提质增效

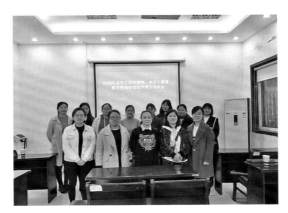

老年人、慢病患者技术骨干合影

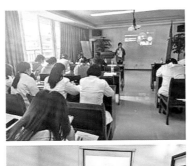
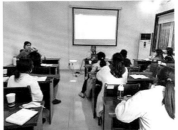
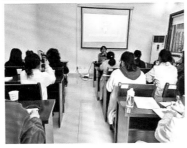
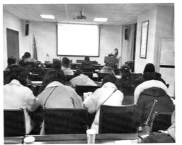

居民建档、老年人、慢性病管理培训会

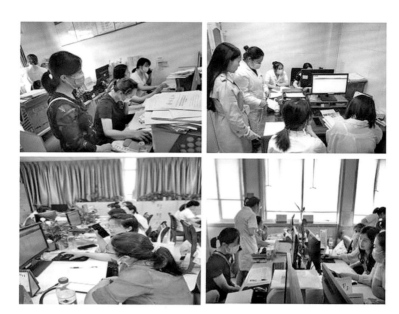

技术骨干现场交叉督导

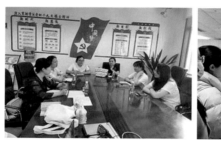
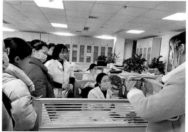

技术骨干交叉督导讨论环节

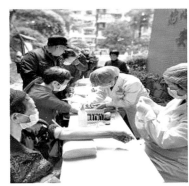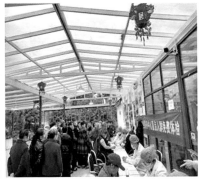
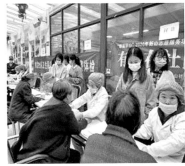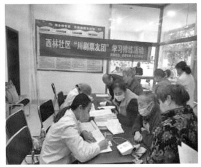

技术骨干现场观摩居民点老年人体检

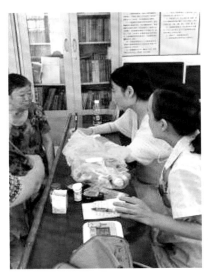

技术骨干参与现场考核环节